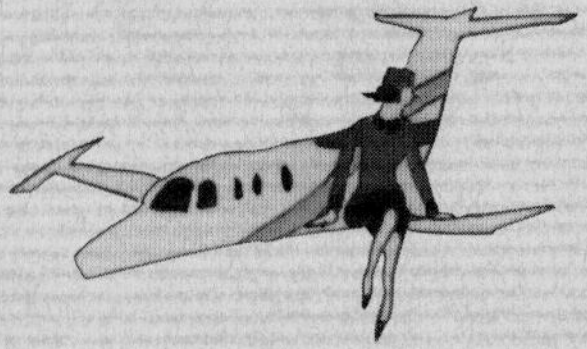

頭痛女子のトリセツ

東京女子医科大学 頭痛外来
清水俊彦

はじめに

「頭が痛い！　でも、頭痛ぐらいで仕事を休むのも何だし……」と、我慢しながら仕事をしていたら、ついにはトイレに駆け込んで吐いてしまった。

「頭痛ぐらいでせっかくのデートをドタキャンしたら、カレに嫌われてしまい、二度とデートに誘ってもらえないのでは⁉　フラれたらどうしよう！」と、無理をしてデートに行ったものの、頭痛が本格化して気まずい思いをしてしまい、その後の恋もはかなく消え失せてしまった。

　こんな経験をお持ちの女性は多いのではないでしょうか？

　一方、男性の方々も、せっかくいろいろとアレンジして彼女とデートの約束をしたのに、当日になって「頭が痛いから」とドタキャンされてしまい、自分は愛されていないのでは？　と思い込んで何となく気まずくなり、疎遠になってしまった。もしくは、楽しいはずのデートの最中に、なぜ彼女は今日、こんなに機嫌が悪いんだろう？ひょっとして何か彼女の癇《かん》に障《さわ》るようなことをしてしまったのではないかと、別れたあとに悩んだという経験のある人もいるでしょう。

　こんな経験のある貴女や貴方、それは彼女の頭痛がれっきとした片頭痛であった可能性が高いのです。

　付き合っているうちは何とか我慢できるけれども、結婚してから頭痛のために家事や育児を放り出して寝込んでばかりいられたら、たまったものではないからと、頭痛持ちの彼女から脱出しようと準備をしている貴方。

とんでもない！　早まってはいけません！

貴方は、片頭痛持ちの彼女に巡り会えたことを、神に感謝しなければならないのです。なぜなら、彼女たちは、ふつうの女性よりも聡明かつ敏感な頭脳の持ち主であり、また美人である確率が高いからなのです。そして賢明な彼女たちは、のちの貴方の人生をサポートし、貴方を人生の勝ち組へと導いてくれる可能性も高いのです。

そうとなると、話は別！　片頭痛持ちの彼女に逃げられたり、はたまた他の男に取られないように、貴方は最大限の努力と出費を惜しみなく注ぎ込まなければならないのです。しかし、通常の女性たちよりも過敏な脳の持ち主である片頭痛持ちの女性たちには、デートの場所や食事処ひとつ選ぶ際にもそれなりの知識を持って臨まないと、貴方のせっかくの策略もむなしく、惨敗へと導かれる結果となりかねません。

また、幾多の困難を何とか乗り切り、結婚にこぎつけたからと安心してはいけません。彼女が、末永く健康で、かつ貴方の人生のサポーターとして最大限の能力を発揮するためにも、居住環境や食生活、はたまた休日や休暇の過ごし方ひとつにも、それなりの知識武装が貴方には必要となります。さらに、それに見合った出費がかさむことを覚悟しなければならないのです。

そんな貴方にとって本書は、彼女を巧みに攻略し、見事、ゲットするための秘伝の指南書となることは間違いありません。本書に登場する、きりっとしたライオン顔の頭痛持ちの女性たちや、和服のよく似合う〝なで肩〟体型の女性たちも、片頭痛とは異なる種類の頭痛持ちですが、やはりご多分にもれず、聡明な頭脳の持ち主なのです。

本書を読み進むにつれ、現在、頭痛で悩んでいる貴女は、今までの頭痛持ちであることへのネガティブな気持ちを捨て去り、むしろ誇りと自信を持ってポジティブな人生を送っていただけるものと期待いたします。

また、頭痛で悩んでいる彼女をお持ちの貴方は、彼女を選んだ自分の眼力に感動すら覚え、自信を持って彼女と有意義な今後の人生を送ることができるでしょう。さらに、まだ彼女のいない貴方なら、彼女にするなら頭痛持ちの女性に限る！　のです。

なお本書では、頭痛で悩んでいる女性全般を「頭痛女子」と名づけ、彼女たち本人はもちろん、その周囲の人たちも含めて「頭痛」という病気との取り組み方を「トリセツ＝取扱説明書」として紹介していきます。

清水俊彦

目次

Chapter 1 みんな頭痛で悩んでいる！

Chapter 2

頭痛女子とうまく付き合うトリセツ

Chapter 4 頭痛女子と暮らすためのトリセツ

Chapter 5 こんな病気が頭痛を引き起こす！

Chapter 6 こんな頭痛は重大な病気のサイン

番外編 頭痛女子が安心して行ける店

Chapter 1

みんな頭痛で悩んでいる!

片頭痛持ちは才能がある証

あの卑弥呼も片頭痛で悩んでいた

今、何かと話題に上る邪馬台国の北九州説と畿内（奈良）説。

そのどちらに所在したのかはいまだ明らかにされてはいませんが、ごく最近、邪馬台国の女王といわれる卑弥呼の住居跡らしきものが奈良県で発掘され、邪馬台国が奈良を中心にしていたのではないかという説がいよいよ有力となりつつあります。

ところで、卑弥呼は、ひとり住居に閉じこもり、祈祷《きとう》に明け暮れたとされています。その住居は高床式の湿気を寄せ付けない構造で、暗い部屋。はたして卑弥呼は、その部屋で本当に祈祷ばかりしていたのでしょうか？

ここからは私の独断による仮説ですが、卑弥呼はおそらく、かなりひどい〈片頭痛〉に悩まされる日々を送っていたのではないかと思います。その理由は、片頭痛は気圧の変化や気温の変化を敏感に読み取る病気だからです。

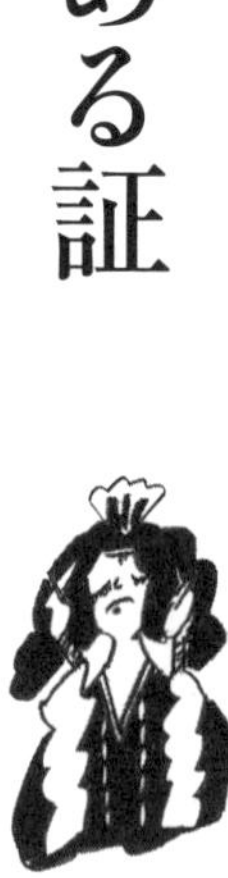

片頭痛は、慢性的に起こる頭痛の代表ともされており、特に女性に多い病気です。現在、日本では約840万人が悩まされているといわれ、その大部分が思春期から中高年に至るまでの幅広い年齢層の女性です。

では、このように多くの女性が悩んでいる片頭痛という病気には、どんな特徴があるのでしょう?

ひと言でいうならば、片頭痛の人は通常の人よりも敏感な脳の持ち主であるといえます。片頭痛の人は、まぶしいところを嫌い、うるさい音や強いにおいに敏感に反応して、脳が異常に興奮してこれを痛みに変えて、危険信号を送るのです。

また片頭痛の人の脳は、他にもさまざまな変化を敏感に読み取ることが可能です。その変化とは、気圧の変化、気温の変化、環境の変化、そして特に女性の場合は月経をはじめとする女性ホルモンの変化などが挙げられます。

たとえば、低気圧が近づいてきたら頭が痛くなる――昔のおばあちゃんたちは、片頭痛のことを「天気病み」と呼んでいました。現代においても、片頭痛の女性は会社で「お天気お姉さん」と呼ばれることが多いようです。

「あの人が頭、痛がっているから、きっと明日は雨よ」

「嫌だ、明日デートなのに」

などとささやかれることもしばしばあるようで、ありがたいやら悲しいやら。しかもその的中率たるやなかなか高く、周りの人にとっては便利な存在です。でも本人は、天候によって体調が左右されるという、いたって不自由な生活。何と表現したらよいのかわからない存在なのです。

さて、話を卑弥呼に戻しましょう。

なぜ、卑弥呼が片頭痛持ちであったと想像されるのでしょうか？

そのいちばんの理由に挙げられるのは、先にも述べたように、片頭痛が気圧の変動で起こりやすいという特徴にあるといえます。すなわち卑弥呼は、雨や嵐が近づいてくるのを自分の頭痛で予知できたのではないかと思われるのです。

太古、農作物にとって雨や嵐は何よりも大切でした。何日も日照りが続くと、農作物は枯れてしまい、食糧難に陥ります。結果として人々は飢えに苦しめられることになるため、雨乞いの祈祷は大切な神事だったのです。

卑弥呼が祈祷所にひとり閉じこもり、雨乞いの祈祷を行うと翌日に待望の雨が降り、立枯れ寸前の穀物はよみがえる。逆に、大嵐の前にはそれを予言し、民衆に警告する――。当然ながら、民衆は卑弥呼を神と崇《あが》めたことでしょう。

しかし、卑弥呼がもし片頭痛持ちであったと仮定するなら、気圧の変動による片頭痛で動くことができず、暗い祈祷所の中でじっと寝込んで痛みに耐えていたという状態だったのではないでしょうか。

また、卑弥呼は光り輝く夢をよく見たともいわれています。これはひょっとして、片頭痛のひどい発作が起こる前に出る「閃輝暗点《せんきあんてん》」と呼ばれる「視覚前兆」が起きていたのかもしれません。当然ながら、片頭痛のない人には見えない光や閃光を見ているわけですから、ますます卑弥呼が片頭痛持ちであった可能性が高くなるのです。

また、現在発掘されている遺跡から、卑弥呼の祈祷所は高床式の建造物であったと想像されていますが、何よりも湿気や暑さを嫌う片頭痛の卑弥呼にとっては、格好の住居だったとも考えられます。

想像は果てしなく続きますが、神と崇められたキリストやお釈迦様を描いた絵画を見るにつけても、なぜか彼らの背後に光や閃光が描かれていることが、私はいつも気になっていました。

神と崇め奉られた人には閃光が付きまとう。彼らには、一般の人々には見えない光が見えていたのでは？　彼らも卑弥呼と同じように片頭痛持ちだったのでしょうか？

才能のある人は片頭痛に悩まされる

さて、歴史上の有名な人物である、卑弥呼やキリストが片頭痛持ちであったとの私の仮説に興味を持たれた読者のみなさん。また、片頭痛に悩んでいるみなさん。片頭痛の持つマイナスイメージを、少しは払拭できたでしょうか?

そう、片頭痛は決して悪い病気ではありません。

その理由は、片頭痛を持つ人の脳は通常の人よりも過敏で興奮性が高い、すなわち脳の働きがよすぎるのであって、その働きがあまりにも度を超してしまったときに、頭痛という痛みになって現れると考えていただければ理解しやすいでしょう。

したがって、片頭痛を持つ人は何かひとつのことにずば抜けた才覚を示すことが多く、洋の東西を問わず、芸術家や作家、または芸能界で活躍している人に片頭痛持ちが多いのです。

芸能人のことを「タレント」と呼びますが、まさしくタレントとは、才能、才覚という意味合いです。よく考えてみれば、タレントさんたちは、あれだけ多忙な合間を縫って、短時間で分厚い台本を暗記しなければならないのですから、普通の人にはなかなか難しいことでしょう。

また、色彩豊かな絵を描く才能あふれる画家にも片頭痛を持つ人が多いのです。その代表的な人物に、みなさんもご存じのゴッホやピカソがいます。

片頭痛発作の特徴として、頭痛発作の前に視覚前兆と呼ばれるギザギザした光（これが閃輝暗点）が出現します。そのために、明るい光に過敏に反応する人が多いのですが、ゴッホやピカソのコントラストの強い色使いを思い起こせば、何となく納得がいきます。彼らの絵画によく使われている、あの真っ赤や真っ黄色などの原色系の色合いは、まさに光や明るい色に過敏に反応して頭痛を起こす、片頭痛の人々が最も嫌う色合いです。

ひょっとすると彼らは、もっとも自分が嫌う色をキャンバスに封じ込めようとして、頭痛発作と闘いながら、あれらの絵画を描いていたのかもしれません。

日本の小説家に片頭痛の患者が多いこともよく知られています。夏目漱石や樋口一葉、芥川龍之介などは、片頭痛に苦しめられた作家として有名です。

特に芥川龍之介の『歯車』という短編小説は、まさに彼の片頭痛発作が起こる前の視覚前兆を歯車にたとえたといわれるものです。小説の一部を引用してみましょう。

〈のみならず僕の視野のうちに妙なものを見つけ出した。妙なものを？——と云うのは絶えずまわっている半透明の歯車だった。僕はこう云う経験を前にも何度か持ち合せていた。歯車は次第に数を殖《ふ》やし、半ば僕の視野を塞いでしまう、が、それも長いことではない、しばらくの後には消え失せる代りに今度は頭痛を感じはじめる、——それはいつも同じことだった。眼科の医者はこの錯覚（？）のために度々僕に節煙を命じた。しかしこう云う歯車は僕の煙草に親まない二十前にも見えないことはなかった。〉

このくだりから、主人公は、頭が痛くなる前にギザギザした歯車のような視覚前兆のある片頭痛持ちであったことがわかります。この歯車のような視覚前兆が現れると、彼と同じく目の異常だと思って眼科に駆け込む人が多いのですが、これは目の異常ではなく、脳の中の「後頭葉」というスクリーンの役目をしている部分が興奮するあまりに現れる症状なのです。この視覚前兆のある片頭痛は、普通の片頭痛に比べてかなり脳の興奮性の高い人に現れる症状です。

したがって芥川龍之介は、やはり相当な天才作家であったと思われます。また主人公が主張するように、この片頭痛はタバコのせいではありません。「片頭痛で拡がった脳の血管をタバコのニコチンが縮めるので、タバコは片頭痛に対して悪くはない。むしろよいのでは？」という説もありますが、やはり健康のためには残念ながらタバコは避けたほうがよいでしょう。

また片頭痛は、音にも過敏に反応する病気であるために、過去の著名な音楽家にも片頭痛に苦しめられた人が多かったようです。

なかでも有名なのが、モーツァルトやベートーベン。ベートーベンの交響曲『田園』は、彼の頭痛の起こる前触れを嵐が来ることにたとえて表現したともいわれています。また、交響曲『運命』の有名なイントロ「ジャジャジャジャーン♪」の強烈なインパクトは、まさに片頭痛の真っ最中、脳全体が興奮して暴れ狂っているときに作曲したのではないかとも思えるほどです。

ではもっとも身近な、現在、芸能界で活躍しているタレントさんたちの頭痛について詳しく述べていきましょう。

片頭痛に悩む芸能人たち

私が診察しているクリニックは、テレビ局が近い東京・汐留というロケーションのせいか、多くの芸能人が私の頭痛外来を訪れます。特に芸能界でも日々活躍している人が多く、「片頭痛持ちは脳の働きがいい」「片頭痛持ちにはずば抜けた才能がある」などの私の理論にも合致していると、日々実感しています。

●女優Aさんのケース

かつてテレビのある番組で、帰国子女であり、英語にも堪能で聡明な美人女優Aさんとご一緒したことがありました。その際、彼女は私が頭痛専門の医師であるということを知り、ある相談を持ちかけてきました。

「先生、じつは私、子どもの頃から、ある不思議な頭痛に悩まされているんです。頭痛が起こる前になると、目の前にギザギザとした白い光が出てきて、そのあとで必ず頭がズキンズキンと痛くなるんです。今までいろんな人に相談したり、病院にも何軒も行きましたけど、『ただの頭痛ですよ』『気のせいですよ』『疲れているのでしょう、少し休暇を取ったらいかがですか?』……などと言われて、まともに取り合ってくれないし、出された痛み止めを飲んでも全然効かないんです。友達に至っては、『精神的におかしいんじゃないの? 精神科に行ってみたら?』なんて言われてショック。先生、こんなことってあるんですか?」

彼女のこの質問は、まさに今の日本の頭痛に対する医療の実態を表しています。

彼女が長年悩み続けているこの頭痛はまぎれもなく片頭痛であり、特に頭痛の際にいちばん脳が興奮しやすいタイプの、視覚前兆である「閃輝暗点」のある片頭痛だったのです。

仕事の疲れや精神的におかしいなんて、とんでもない話です。こんなに明確な片頭痛の症状を知らない医師のほうがとんでもない、と言いたい気分です。

そこで私は、彼女にこう説明しました。

「あなたの頭痛は、まぎれもなく視覚前兆のある片頭痛ですよ。いちばん脳が過敏なタイプの片頭痛で、あなたのような頭のよい人に多く発症します。あまりに脳の回転が速すぎて、ある限界を超えたときに、脳の興奮状態が頭痛となって現れると考えてください。今は脳の興奮症状を抑えながら毎回の頭痛をうまく抑えるトリプタン製剤（片頭痛の際に起こる脳の血管の拡張を元に戻し、神経炎症を鎮め片頭痛を根本から抑える医師の処方薬）で、ゾルミトリプタン口腔内速溶錠という、いざというときは水なしでも飲める大変いい薬がありますから、頭痛の知識をちゃんと持っているお医者さんを探して、あきらめずにもう一度受診しなさい」

するよ彼女は涙ぐみながら、「私の頭痛をちゃんとわかってくれたのは、先生がはじめてです。ありがとうございます」と喜んでくれました。

●司会者Bさんのケース

こんな会話を番組収録の合間にAさんと交わしていたら、このやり取りを隣で聞いていた、某お笑い系出身の番組司会者Bさんが、突然、切り出しました。

「僕もAさんと全く同じ症状で子どもの頃から悩んでいるんです。あの頭痛の前に出る不思議な光は、片頭痛の前兆だったんですか⁉」

これにはAさんもびっくり。なんとAさんのすぐ身近に同じ症状の人がいたなんて！

Bさんの話をうかがってみると、子どもの頃は頻繁に目の前にチカチカした光が出て、そのあと必ず頭が痛くなったそうです。ところが、30歳を超えた今では、1カ月か2カ月に一度くらい、チカチカ光の出る頭痛があるかないかで、痛みも軽いので、一日寝て我慢すれば治るとのことでした。

片頭痛のときに起こる脳の血管の拡張は、月経や排卵日などに関連して変化する女性ホルモンの周期によって誘発されやすく、男性のBさんの場合は頭痛の程度が軽かったので、今まで我慢してこられたのでしょう。

●タレントCさんのケース

この番組は、それぞれ専門分野の異なる医師を何人か集めて、ひとりずつ芸能人の悩んでいる症状に対してアドバイスするという企画でした。

じつは前述の女優Aさんは頭痛とは別の症状についての出演で、私が担当したのは、かつて歌手として活躍し、今はバラエティ番組で活躍しているタレントのCさんでした。

　彼の症状を聞いてみると、

「頭痛の始まりは中学生の頃から。雨が降る前日になると必ず頭が痛くなるので、ほぼ百発百中で翌日の雨を予言でき、周囲の人から不思議がられたり、ありがたがられました。また、歌手として活動し始めてからは、演奏している際に点滅する照明の光が異様にまぶしく感じられ、歌っている途中から頭がガンガン痛くなることもありました。これまでは、あらゆる市販の頭痛薬を飲んで何とかやり過ごしていましたが、最近では頭痛の頻度も多くなり、薬が全く効かない状態です。それでも頭痛が始まると、効かないのはわかっていても薬を飲まずにはいられず、妻も心配しています。過去に何軒もの病院を訪ね、頭部のＭＲＩなどの画像検査もしましたが、結果はいつも『全く異常なし』。ただの頭痛と言われ、痛み止めの処方薬をもらうこともありましたが、全く効きませんでした」

　このＣさんの若い頃の症状は、まぎれもない片頭痛であることに、みなさんはもうお気づきでしょう。彼は卑弥呼と同じく、天気が崩れる前や低気圧が接近してくると頭が痛くなる、光に敏感に反応して頭が痛くなる、といった典型的な片頭痛であったと思われます。

　しかし、どうして今は、こんなにも頻繁に頭痛が起こるようになってしまったのでしょうか？　効かないことがわかっていながらも、薬に手を出してしまうような状態になってしまったのでしょうか？　これには二つの理由が考えられます。

一つは、Cさんが元来の片頭痛に対して〝見かけの痛み〟だけを取り除くことに専念しすぎて、市販薬の用法・用量を無視して過量に薬を飲んだあまり、水面下の脳の興奮症状が残ってしまい、毎日頭が痛い状態に陥ってしまった。

二つ目の理由として考えられるのは、もともとの片頭痛に頭痛を悪化させる何か別の要因があった（たとえば別の病気が合併していた）、もしくは多忙のために不規則な睡眠や食生活を繰り返して片頭痛が悪化した。

この二つに一つしかないのです。

結局、Cさんは番組終了後に私のクリニックを受診し、よく調べた結果、片頭痛と蓄膿症（副鼻腔炎）を合併しているために頭痛が悪化していたことがわかりました。そこで、蓄膿症の治療も行ったところ頭痛の回数が減り、現在は月に数回起こる片頭痛に対して、医師処方のトリプタン製剤でうまく頭痛を治めています。

Cさんには水なしでシュワッと溶けるトリプタン製剤（リザトリプタン：製品名マクサルト。錠剤、口腔内崩壊錠）を処方しました。Cさんのような芸能人や仕事の忙しい人、学生さんにはこのリザトリプタンが非常に適しています。トリプタン製剤は片頭痛が起きたらすぐに飲むのが理想的ですが、仕事中で薬が飲めず頭痛を悪化させてしまう患者さんが多いのです。そんな人には、いつでもどこでも飲めて内服薬の中でも特に効き目の速いリザトリプタンを処方すれば、うまく頭痛と付き合うことが可能です。

片頭痛の患者さんのうち、頭痛が悪化する人（特に日本人）に多いのが蓄膿症です。もともと日本人は西洋人に比べて「鼻中隔」という左右の鼻の穴を仕切っている軟骨の壁が曲がっていることが多く、これはもともと頭のよい日本人の脳が大きく重いために、圧迫されて曲がっているからともいわれています。

鼻中隔湾曲によって、どちらかの鼻の穴の通りが悪くなるため、その奥にある副鼻腔が炎症を起こし、膿がたまりやすくなっているのが蓄膿症（副鼻腔炎）なのです。

鼻の粘膜には網目状になった「三叉神経」が張り巡らされており、この神経は脳の血管の周りにもつながっているため、膿による粘膜の三叉神経への刺激が巡りめぐって脳の血管の三叉神経にも伝わり、血管を拡張させて頭痛を起こしやすいのです。

また、春先に花粉症で鼻が炎症を起こしても同じように頭痛がひどくなるので、春は片頭痛の患者さんにとっては憂鬱な季節でもあるのです。

先日、たまたまテレビをつけたらCさんがバラエティ番組に出演していました。障害物レースに出場していたのですが、途中で具合が悪くなったようで、「ただいま棄権してテントで休んでいます」というナレーションが入りました。

暑い日の日中。燦々《さんさん》と降り注ぐ太陽――。光に敏感に反応する片頭痛持ちのCさんですから、走って血管が拡がる↓暑いから体温も上がってさらに血管が拡がる、といった状況下で片頭痛が起こらないはずがありません。起こって当然です。

事前に知っていれば、ドクターストップをかけるべきでした。Cさんには気の毒なことをしてしまいました。まだまだ私の生活指導が及んでいなかったことに、いたく反省した次第です。

ストレスが引き起こす緊張型頭痛

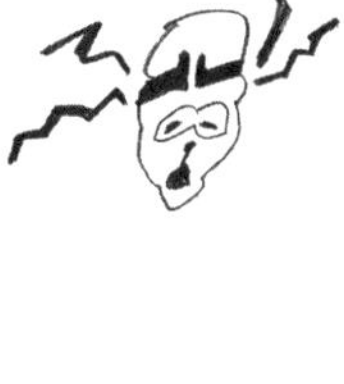

孫悟空の輪っか

〈緊張型頭痛〉は神経の高まりやストレスなどから、頭の両脇にある「側頭筋」や肩から首にかけての筋肉が突っ張って血行が悪くなり、ピルビン酸という老廃物が筋肉にたまり、筋肉内の神経を刺激して持続性の痛みを出すとされています。

典型的な痛みは、よく〝孫悟空の輪っか〟と表現されるように、頭を締め付けられるような頭痛が毎日夕方4時くらいから起こるものです。

片頭痛のように、吐いたり光や音に過敏になったりすることはありませんし、動いても痛みが強くなることはありません。したがって、痛いけれど動くこともできるし、何とか仕事もできるため、日常生活や社会生活にはあまり支障はきたさないとされています。

でも、やはり頭痛はあるし、肩こりを伴うことも多くてつらいのは事実。「肩こりのない日本人はいない！」と言われるくらい肩こり症の人は多いので、頭痛とセットで起こり、吐き気など他の症状がない場合は、緊張型頭痛と思ってよいでしょう。特に女性の場合、和服のよく似合う〝なで肩〟体型の人は、緊張型頭痛があると思ってほぼ間違いありません。

西洋人が和服を着ていると、何となく違和感を覚えるのは、彼女たちが〝いかり肩〟体型だからです。したがって、西洋人は日本人に比べて緊張型頭痛は少ないと思われます。

タレントD君の頭痛

あるテレビ番組で頭痛の特集が企画され、スタジオに呼ばれて慢性頭痛の解説をしたことがありました。

そのとき司会をしていたのは男性タレントのD君。そのD君が番組の終了後、私のところにやってきて、「じつは首から頭全体に及ぶ締め付け感を伴う頭痛がときどき襲ってくるので、一度診てほしい」と申し出てきました。

後日、診察に来てもらいMRIを撮りましたが、首に少し椎間板ヘルニアの所見がある以外にはこれといった異常は見られず、また、頭痛に伴う吐き気や、光や音に対する過敏性もないため、「緊張型頭痛」と診断し、治療していました。

しかし、彼のように若くて元気な、しかも仕事や家庭にも恵まれており、特に精神環境を悪化させるような要素もない男性が緊張型頭痛に悩むことは、比較的珍しいケースです。おそらく、彼の細やかな性格ゆえに、痛みに敏感になっているのだろうと思ってときどき診察していました。

そんなある日曜日の午後、私の携帯電話に彼からのメールが届きました。内容は、「朝から何となく肩こりがあり、いつもの疲れによる緊張型頭痛によるものかと思っていたら、動けないほど痛くなった」とのことでした。これほど痛くなったことはないので、心配になってメールしてきたようです。

他人に対して非常に細やかな気配りのできる彼が、休み中の私にメールしてきたことなど一度もなかったので、よほど痛いのだろうと思いました。また、脳に何か異常が起こっているのではないかと心配になりました。翌日、至急来院してもらい、再び頭部の検査を行いましたが、特に異常は見当たりませんでした。

D君本人から状況を聞いてみると、先週はレギュラー番組以外にも数本のテレビ収録が重なり、日曜日まで全く休む暇がなかったそうです。で、やっと休みが取れた日曜日に、朝食も摂らずに昼過ぎまで爆睡して、目が覚めたら、これまでの何となく頭が重い頭痛ではなく、締め付けられるような頭痛。起き上がろうとして少し頭を起こそうとしただけでもガーンと痛みが頭全体に響き、軽い吐き気もあり、光もまぶしく感じられたとのことでした。

これはまぎれもなく頭痛以外の症状を伴った片頭痛だったのです。痛みの性質は典型的な脈打つようなドクンドクンではありませんでしたが、片頭痛の場合は必ずしも頭痛は片側とは限らず、また拍動性の痛みでないことも往々にしてあります。

痛みの性質は典型的でなくとも、痛み以外の光や音、もしくはにおいに対する過敏性（ふだんは気にならないことが、不快に感じること）を伴ったり、吐き気や下痢症状を伴うのが、いわゆる片頭痛を特徴づける大切な要素となります。

このD君のように、じつはずっと緊張型頭痛だと思い込んでいたとしても、よくよく考えてみると、ときどきひどく痛くて寝込んでしまうような頭痛があり、そういうときには片頭痛の症状が現れている、というのはよくあることです。

緊張型頭痛×片頭痛

緊張型頭痛と片頭痛の併発には、こんなこともありました。

ある40代の女性が、20代の免許取り立ての頃に追突事故を起こして以来、肩から首にかけての〝つっぱり感〟を伴う頭痛がいまだに取れないといって来院しました。

20年来ずっと放置していたのに、どうして今頃になって受診する気になったのかと聞いてみると、

「10年ほど前から、首から肩にかけての毎日の重い痛みに混じって、ときどき吐き気を伴うひどい痛みが起こるようになっていました。最近はそれがさらにひどくなってきて、ひょっとしたら交通事故の際の、首の損傷が年齢とともに悪化したのではないかと心配になったので、思い切って受診したのです」

とのことでした。このケースは交通事故によって発症した緊張型頭痛に、さらに片頭痛が加わったため、時折、寝込むようになったと思われます。しかしこの女性はそれを20年間、交通事故のせいだと思い続けて適切な片頭痛の対処を怠ったため、ますますひどくなってきたのです。

よく考えてみると、免許取り立ての頃は交通事故を起こす危険性がいちばん高く、また片頭痛が際立ってひどくなるのは20～30代にかけての頃です。

彼女は、たまたま緊張型頭痛の発症と片頭痛の発症の時期が重なったため、長年、二種類の頭痛の違いに気づかなかったのです。あまりに衝撃的な交通事故の記憶によって、頭痛の原因をすべて交通事故のせいだと思っていたようです。

緊張型頭痛では、吐いたり寝込んだりしてしまうようなことはない、と覚えておいてください。吐いて寝込むような頭痛が出てきたら、それは片頭痛の痛みなのです。

季節の変わり目に起こる群発頭痛

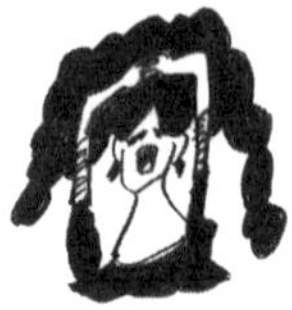

〈群発頭痛〉――何だか群発地震みたいな、変な名前の頭痛。本当にそんな頭痛あるの？　みなさんは率直にそうお考えになるでしょう。

でもこの群発頭痛、何とも不思議な頭痛で、春先や秋口など季節の変わり目になると、毎晩就寝して1時間ほどした頃に、決まって片側の眼の奥に、あたかも火箸で突き刺され、えぐられるような激しい頭痛が起こります。それが毎晩のように約1時間ほど襲ってきて1カ月間ほども続くので、夜が怖くなり、睡眠不足になってしまうことも多いようです。

痛みが出ると、あまりの痛みに暴れ、のたうち回り、自分の頭を壁に打ち付けたりたたいたりするので、おかしくなったのではないかと隣で寝ている連れ合いや恋人がびっくり仰天して、救急車を呼んだり、逃げられたりしてしまうことがしばしばあります。

何とも悲惨な頭痛ですが、命を奪われることはないので、いちおう安心のできる不思議な頭痛なのです。さらに、頭痛の起こっている最中には、額が赤く腫《は》れ上がり、涙はボロボロ、鼻水がダラダラ垂れるという、哀れな顔つきになってしまいます。

この群発頭痛は一般的に男性に多い頭痛ですが、まれに女性に発症することもあり、こうなったらどんな美女でも台無し、たまったものではありません。しかし、1時間もすると頭痛は治まり、同時に元の美女に戻るので、まずはひと安心です。

さらに不思議なことに、この群発頭痛の患者さんたちは、顔つきに共通した特徴がありますす。ひと言でいえば、ライオン顔。英語では、「leontiasis（レオンティアシス）獅子顔」と表現されます。

そういえば、私が子どもの頃に、『ジャングル大帝』という漫画がありました。レオという名前の白ライオンを主人公にした手塚治虫の代表作ですが、そのレオの顔を思い出してもらえればわかりやすいでしょう。

ライオンのような顔つきとは、別の表現をすれば凛々《りり》しい男顔とでもいいましょうか。眉間が張り出した、はっきりした顔立ちです。女性でもどちらかというと、きりっとした美人が多いのです。たとえていうならば、タカラジェンヌの男役のような美女なのです。

群発頭痛持ちはライオン顔

あるとき私が汐留で外来を行っていたとき、待合室で待っていた子どもの患者さんが、やけに騒がしくなったことがありました。ちょっと気になりながらもそのまま診療していたところ、やがて初診で見えた凛々しい若い男性が、その騒がしさの原因であることがわかりました。

その男性、話をうかがうとまぎれもない群発頭痛の持ち主であり、朝一番の飛行機で九州から来られたとのこと。九州のいろいろな病院でＣＴスキャンやＭＲＩの検査を何度となく受けたものの、明らかな頭痛の原因も見つからず、処方された薬も全く効果がないとのことでした。

顔つきはまぎれもないライオン顔で、かなりたくましい体型。「お仕事は？」と尋ねると、「野球選手」とのことでした。ここからは、全くプロ野球に興味のない私ゆえの悲惨なやり取りが始まりました。あとから考えると彼には大変失礼をしてしまい、後日陳謝したのはいうまでもありません。

「どこを守っているの？」

「ピッチャーです」

「試合中に痛みが出ると落ち着かないから大変だね。ところで君は有名選手なの?」

「まあ、少しは知られていると思いますが……」

こんなやり取りのあと、群発頭痛に対しての正しい知識を彼に与えると同時に、群発頭痛の予防薬と、頭痛が起こったときに対処するトリプタン製剤の点鼻薬を処方しました。トリプタン製剤の点鼻薬は本来は片頭痛の薬ですが、専門医の判断で群発頭痛の際に処方することもあります。

さらに、いざというときには、あたかも潮が引くように頭痛が治る〝魔法の注射薬〟(病院に行かなくても自分でできる自己注射)も一緒に処方しました。

その後、予防薬がよく効いたようで、彼の頭痛はあまり起こらなくなり、収束に向かいました。

彼が、野球のワールド・ベースボール・クラシック(WBC)の日本代表に選ばれ、またアフリカなど恵まれない国の子どもたちのためにワクチンを寄付している、日本を代表する投手であることを知ったのは、帰宅して家族に彼のことを話したときでした。当然のことながら、皆にあきれられたのはいうまでもありません。

ライオン顔の女性アナウンサーの悩み

ある日、某テレビ局のモーニングショーで私の頭痛外来を特集することになり、テレビカメラが一日、外来に入ることになりました。

頭痛に悩む患者さんを取材するために番組専属の女性アナウンサーが来たのですが、取材が終わったあと、スタッフたちと談笑していたときに彼女が突然、「先生、じつは私も不思議な頭痛に悩まされる時期があるんです」と切り出しました。

当然、女性だから片頭痛だろうと思って話を聞いてみると、なんと秋口になると、毎晩のように激しい頭痛に悩まされるといいます。しかも、1カ月ぐらいにわたってずっと——。「市販薬や病院の処方薬を飲んでいるけれど全く効果がない」とのことです。

もちろん、こんなに激しい痛みを起こす群発頭痛ですから、市販の頭痛薬など効くはずもありません。日中、診療が忙しかったので彼女の顔をあまり見ていなかったのですが、あらためて彼女の顔をのぞき込んでみると、一見、たしかに甘い顔の美女ですが、やはり眉間のあたりが張り出した立派なライオン顔だったのです!!

瞬時に、『ジャングル大帝』に出てくる、女の子ライオンの顔を思い出しました。

話をさらにうかがうと、「今の季節はいちばんよく出やすく、もうすぐ仕事で飛行機に乗ってイタリアに取材に行かなければならない」とのことでした。「これは危険だ」と私は即座に判断しました。なぜなら群発頭痛は気圧の変動で悪化することが多いからです。

飛行機の客室は地上よりもやや気圧が低いために、体や血管がむくみがちになり、当然のことながら、群発頭痛の起こりやすい時期や群発頭痛の最中に飛行機に乗ることはもっとも危険であるとされています。

また、渡航先がイタリアというのも最悪です。なぜなら、イタリア人はパンをオリーブオイルに浸して食べるくらいオリーブオイル好き。どんな食事にもまずオリーブオイルが使われていると思って間違いないのですが、このオリーブオイルには、ポリフェノールという血管を拡げてしまう物質が含まれていて、血管が拡がることによって頭痛が悪化する片頭痛や群発頭痛の患者さんにとっては、避けるべき食材なのです。

一般的に〝オリーブオイルは健康によい〟とされているため、心がけて使っている人は不思議に思われるかもしれませんが、血管が拡がって血行をよくするため、健康によいとされている食材はほぼすべて、片頭痛や群発頭痛の患者さんにとって「最悪の食材」といっても過言ではないのです。

このことを話すと、彼女は急にあせりだしました。仕事なのでキャンセルするわけにもいかず、「どうしたらいいでしょうか?」と。仕方がないので、せめても群発頭痛を起こりにくくする予防薬を処方し、痛みが出たときは先の野球選手にも処方した自己注射薬を機内でも使えるように、英語の診断書を持参させることにしました。

ここで、すかさず彼女が質問しました。

「機内でどうやって注射を打てばよいのでしょうか?」

「大丈夫ですよ。知人の客室乗務員の女性で群発頭痛を持っている人は、〝飛行機のトイレで打つとすぐに治る〟と、フライトのときはいつも持参されていますよ」

幸い彼女はイタリア渡航中には頭痛は全く起こらず、したがって自己注射薬を使うこともなかったようですが、さすがにオリーブオイルをふんだんに使った本場のイタリア料理を存分に楽しむことは、できなかったようです。

後日、このワイドショーの頭痛特集の打ち上げをしたときに聞いた話ですが、彼女は入社試験の面接の際に、「これからの女子アナウンサーは男性に支持されるだけではなく、女性からの支持も集めるような、私のような男顔もいいのではないのでしょうか」と自己アピールをしたとのことでした。やはり彼女は、潜在的に自分はライオン顔だと認識していたのでしょう。

ライオン顔の客室乗務員

　ここで、この自己注射薬を使用している某航空会社の客室乗務員の女性についてご紹介しましょう。3人の群発頭痛の方が私の外来に通っていらっしゃるのですが、例にもれず、みなさん凛々しいライオン顔の美女です。

　この中のひとりが診察に来た際に、「やっぱり、君の顔は何回見てもライオン顔だね」と振ってみると、「いつも先生にそう言われるので、帰って鏡で自分の顔をマジマジと眺めてみるのですけれども、どのあたりがライオンなのかよくわからないのです」と、少し不機嫌そうに切り返してきました。

　たしかに海外の航空会社に比べて、美人がそろっている日本の航空会社の客室乗務員なので、美人には違いないのですが、「ライオン顔」と言われてうれしい女性はまずいないでしょう。

　なんと答えようかと考えながら、ふっと電子カルテに並んでいる患者さんの名前を見ていたら、なんと、同じ航空会社の客室乗務員の女性の名前があるではありませんか!!　しかも同じ群発頭痛を持っている……。

　よくよく考えてみると、群発頭痛は季節の変わり目など同じ時期にいっせいに多くの患者さんに起こりだすことが多いため、たまたま同じ会社の女性が受診されたのでしょう。

「しめた！　これは彼女たちに、群発頭痛という病気を理解してもらういい機会だ」と思い、本人たちの了解を得たうえで、隣の診察室でお互いに顔合わせをしてもらいました。

この航空会社は、女性客室乗務員だけでも千人以上が在籍しているため、同じフライトに乗り合わせることは少ないようで、お互いに初めての顔合わせとなったようです。お互いに顔を見るなり、「あっ！」と驚きの表情になりました。ふたりとも、私のいうライオン顔がどのような顔つきを指すのかを納得したようでした。

眉間が張り出した男顔の美女を見たら、季節の変わり目に連続する頭痛が起こらないかを聞いてみることも、美女と親しくなれるひとつのきっかけかもしれませんよ。

群発頭痛持ちの男性の特徴

さて、群発頭痛の患者は男性に多いとされていて、その男女比は10：1ぐらいです。従来、女性には少ないとされてきましたが、ここ数年は増加傾向にあるといわれています。その理由は定かではありませんが、女性が社会において男性並みの働きぶりを見せるようになってきたことや、飲酒や喫煙をする女性が増えてきていることが挙げられています。

しかし私は、女性の患者さんが増加傾向にあるのは、この頭痛に対する正しい認識が医師の間や社会で広まりつつあり、〝群発頭痛は男性にしか起こらない〟といった誤った認識が解消されつつあることが、最大の理由ではないかと思っています。

では、ライオン顔の男性にはどのような性格と特徴があるのでしょうか？　男性のことについても少し述べておきましょう。

群発頭痛持ちの男性は、概して背が高く、がっしりした肉付きのよい肉食系タイプが多く、ナヨナヨしたいわゆる草食系タイプはほとんどいません。仕事をバリバリこなすエリートで、酒豪で、タバコは一日2箱以上吸い、週末はキャンプや釣りなどアウトドア系に興じるなど、ガッツあふれるタイプの男性です。

ですから、当然といえば当然のごとく、女性好き（?）が多く、離婚歴のある人も多いようです。

過去にこんな群発頭痛持ちの男性患者さんがいました。

群発頭痛の期間中は、飲酒など脳の血管が拡がるようなことをすると必ず発作が起こるため、医師としてはアルコール禁止令を出すのが通例です。たいていの患者さんは過去に少なくとも一度は飲酒でひどい目に遭っているため、自ら諌《いさ》めることが多いのですが、この男性患者さんはアルコールではなかったものの「あること」を守れませんでした。彼がこのことをしでかして以来、私は、群発頭痛持ちの男性患者さんが頭痛期間中に守ってもらうべき生活指導の禁止項目を付け加えることにしたのです。

それは何かというと、女性！　です。

女性好きだった彼は、なんと群発頭痛期間中にバイアグラを飲んでしまい、激しい頭痛に見舞われて救急車を呼ぶほどの騒ぎになってしまったのです。

当然といえば当然のこと、バイアグラは局所の血管を膨らませて一物を瞬く間に雄々しい姿に変えてしまうのですが、脳の血管にも少しは作用するため、飲むや否や群発発作が起こり始め、激しい痛みにのたうち回り、そのあまりに異様な痛がり方に仰天した彼女が救急車を呼んでしまったのです。

呼ばれた救急隊は、あまりに痛がり、のたうち回る本人から詳しい事情を聴くこともできず、くも膜下出血か何か、脳に危険なことが起こっていると判断し、とりあえずマニュアルどおり酸素マスクを口に当てたのです。すると、数分もしないうちに彼の頭痛はあたかも潮が引いていくように、ピタッと治まってしまったのです。

困惑したのは、救急隊員のほうでした。呼ばれた手前、病院に運ばないわけにもいかず、でも患者は「もう痛くないから病院には行きたくない」とごねたからです。

結局、夜中に私の携帯に救急隊員から電話がありましたが、「大量の酸素を吸わせると、拡がっていた脳の血管が縮んで頭痛は治まる」という説明に納得して、署に戻ったそうです。

群発頭痛発症中は禁煙!

他にも群発頭痛の発症期間中は、絶対に避けるよう指導していることがあります。それは、「タバコを吸わないこと」です。すなわち、この期間中は「期間限定で禁煙」しなければならないのです。

なぜなら、鼻の奥の粘膜にある神経のサテライト（神経の集中しているバスターミナルのようなもの）を煙で刺激することにより、群発頭痛がひどくなることがわかっているからです。でも、患者さんによっては、頭は痛いし、寝られないし、禁煙もうまく守れない、ということが多いので、どうしてもやめられないときは、煙を鼻の穴から出さないように口呼吸で吸うことを条件に、少し甘めの生活指導を行うこともあります。

しかし、今から十数年以上も前のこと。まだ、私が頭痛の研究を始めて間もない頃、ある群発頭痛持ちの男性患者さんで次のようなエピソードがありました。

それは、ひとつ間違えれば、私の勤務していた大学病院がふっ飛びかねない悲惨な事態に陥っていたかもしれない事件でした。

当時は、群発頭痛の発作に対して、先に述べた自己注射（スマトリプタン：製品名イミグラン。皮下注射）のような即効性のある治療薬がなく、唯一、有効な処置として、大量の酸素を吸入する方法が病院では一般的でした。この男性患者が頭痛発作を起こして救急搬送され、いつものように外来の処置室のベッドに寝かせ、酸素吸入の処置をするように看護師に指示を出し、私は混み合う外来患者の診察をしていました。

酸素吸入の処置を開始してから10分ほど経過した頃、奥の処置室から、外来師長のかん高い怒鳴り声が診察室にまで響いてきました。

患者さんが急変したかと慌てて処置室へ行くと、なんと、あの酸素吸入の処置を受けていた群発頭痛の男性のベッドの脇にタバコとライターが置いてあるではありませんか。怒り狂う看護師長によると、ベッドの仕切りのカーテン越しに男性患者の様子をのぞいたところ、まさに酸素マスクの間からタバコをくわえて、今にもライターで火をつけようとしている矢先だったとのことでした。

マスクの間からは大量の酸素が周囲に漏れているはず――。もしも彼がライターの火をつけていたら……引火して彼はおろか、病院もろとも大爆発していたかもしれませんでした。こうも群発頭痛の患者さんはタバコ好きが多いのかとあらためて認識させられた一場面でしたが、頭痛は治まったものの、師長にお説教されてへこんでいる彼には何とも声をかけづらかったものです。

もちろん私も指導不足ということで、師長からとばっちりの大目玉を食らったのは、いうまでもありません。

発作が起こったときの症状を理解してもらう

こんなわけで、私は、群発頭痛の男性患者さんの生活指導の禁止項目には、「飲酒」「喫煙」「女性」の三つを掲げることにしています。

もちろん先のバイアグラを服用した男性の一件以来、「女性」が追加されたのですが、群発頭痛の男性は、睡眠不足も群発頭痛を悪化させるため、せめて群発頭痛発症期間中には女性を断って、十分な睡眠を取っていただくという親心も含まれているのです。

女性好き（?）が多い群発頭痛の男性ですが、一方、女性の群発頭痛持ちが男性好きであるか否かは、いまだ定かではありません。しかしながら、男性の群発頭痛の患者さんのみならず、女性の群発頭痛の患者さんにも、ぜひとも結婚前に実践しておいていただきたいことがあります。

それは連れ合いになる異性に、群発頭痛の発作中の状態を必ず一度は目にしておいてもらうことです。

ふだんは体格のいい〝男らしい〟人、もしくは凛々しい美女。ところが「この人が⁉」とびっくりしてしまうくらい、のたうち回って暴れるからです。それだけ群発頭痛の痛みは尋常ではないのです。

ベッドの上で転げ回って痛がる様子をはじめて目にすると、気でもおかしくなったのかと思い、相手が恐怖におののいて逃げ出してしまうこともあるほどです。

実際に、群発頭痛の男性や女性の患者さんで、頭痛が起こったときのことを伝えていなかったばかりに、恋人に逃げられたり、離婚されたりしてしまった方もいらっしゃいました。

ですから、一度は群発頭痛の発作がいかなるものか、相手に見てもらうことです。さらに、けっして命に関わる病気ではないことや、季節限定の頭痛で、今の時代は有効な治療法があることなどをあらかじめ相手に伝えて、理解してもらうことも大切でしょう。

そして何よりも、凛々しい顔をした美女や仕事のできるたくましい男性が多いことも、ぜひ伝えておくべきでしょう。

Chapter

2

頭痛女子と
うまく付き合う
トリセツ

読者のみなさんは、もうお気づきでしょうか?

「頭痛持ち」の女性には、タイプによって次のような特徴があります。

・片頭痛の女性は頭がよい。

・緊張型頭痛の女性は和服がよく似合う。

・群発頭痛の女性は凛々しい美人が多い。

つまり、男性がいわゆる〝いいオンナ〟を彼女に選ぶなら、頭痛持ちの女性に越したことはないのです。

また頭痛持ちの女性のみなさんにとっても、頭痛はけっして恥ずべき病気ではなく、また隠すべき病気でもないのです。

この章は、「どうすれば頭痛持ちの女性とお近づきになれ、付き合えるのか?」を考える男性のためだけではなく、現在、頭痛に悩んでいる女性のみなさんも、「こんなことに気を遣ってくれる男性を選ぶと幸せになれる」と信じて、ぜひ読み進めていただきたいと思います。

トリセツ 1
頭痛女子の性格や習性をよく把握すること

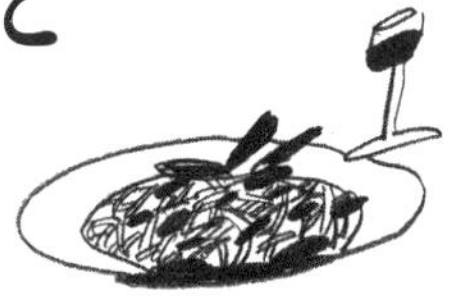

頭痛持ちの女性の性格をひと言でいうなれば、「ごまかしは利かない」に尽きます。非常に几帳面で聡明な女性が多く、これは当然、脳の興奮性が高い、敏感な脳の持ち主であるがゆえの特徴でしょう。

したがってお付き合いする段階で、男性の浮気などはもってのほか。聡明な彼女たちには、大概バレてしまうと思って間違いありませんから、浮気はしないほうが無難でしょう。

また片頭痛の女性には、食道楽や食いしん坊が多いようです。

当然ながら、デートの際には下手なところに連れていくことはできず、ある程度の出費を男性諸君は覚悟しておかなければならないでしょう。出費のみならず情報も重要で、つねに最新のグルメガイドを持ち歩く必要があります。

しかもそれだけではありません。

私の過去の経験からお話すると、片頭痛の女性との付き合いに美食はとても重要なことですが、「単に美味しければいい」というわけでもありません。

特に片頭痛や群発頭痛の女性は血管を拡げてしまうような食材を多く摂りすぎると、せっかくのデートの最中に頭痛が起こってしまい、台無しになってしまう可能性が高いからです。

イタリア料理は血管を拡げる？

それではどんな食材がいけないのか？

先にも少し触れましたが、オリーブオイルを多量に使うイタリア料理店は、まずよいセレクトとはいえません。もしも、このような知識を持たずして、片頭痛の起こりやすい日曜日に彼女を高級イタリア料理店に連れていったら……。

まず食前酒を勧められ、次に赤ワインもしくはロゼワインを注文。その後に運ばれてきた前菜は、オリーブオイルをたっぷりと使った魚貝類のマリネ、次にチーズのたっぷりとかかったパスタ、最後にオリーブオイルをふんだんに使ってこんがり焼けた仔牛のロースト、デザートに地中海のオレンジをふんだんに使ったシャーベット……。

これではまず間違いなく片頭痛が起こります。起こっても当然のメニューなのです。赤ワインやロゼワインはポリフェノールという血管拡張物質を含んでおり、片頭痛の人が摂ってはいけないとされる食品の代表格。オリーブオイル以外にも、チーズや柑橘類はやはり血管拡張物質であるチラミンを多量に含んでいます。

血管を拡げる作用の食材がこれほど重なると、当然のように頭痛が起こり始め、同時に彼女の脳が興奮症状を起こし、何を話しかけても上の空、しまいにはしかめ面になって機嫌が悪くなってしまうことは間違いないでしょう。

さらに食後、テーブル上に置かれた高額の請求書を見て、きっとあなたの気分も滅入ってしまうという最悪のオチなのです。

オリーブオイルにせよチーズにせよ、これらの食品は〝健康によい〟と、一般的には勧められることの多い食品ですね。その理由は、血管を拡げて血行を促進するからだと考えられますが、この血管を拡げることが逆に片頭痛の彼女をつらい目に遭わせる元凶となるなんて、片頭痛とは何とも摩訶不思議な病気なのです。

中華料理の「うま味調味料」が危ない?

また、決定的にお勧めできないのは、中華料理です。

中華料理店の厨房をのぞいたことのある方はご存じかもしれませんが、料理の合間に白い粉を頻繁に混ぜ込んでいます。これは、グルタミン酸ソーダというま味調味料です。

このうま味調味料が脳の血管を拡げてしまう元凶なのです。欧米では〈Chinese restaurant syndrome 中華料理店症候群〉と呼ばれています。中華料理を食べ始めると1時間もしないうちに頭が痛くなり、食事の途中でも帰ってしまうような人々の症状を総称して、こう呼んでいるのです。そして、このような症状を起こす人の大半が片頭痛持ちです。

以前、アメリカから来日した友人を都内の有名な中華料理店に連れていこうとした際、車の中で彼が片頭痛持ちであることをはじめて知り、車内から慌てて店に電話をかけ、「グルタミン酸ソーダを使わない料理を出してほしい」と頼んだところ、「それは無理」とつれなく断られてしまいました。仕方なく急遽、行き先を変更した苦い経験があります。

さらに、これに関連して、欧米には〈Steakhouse syndrome　ステーキハウス症候群〉とか〈Hotdog headache　ホットドッグ頭痛〉なる奇妙な病名も存在します。

血も滴るような美味しいステーキには、やはりイノシン酸やグルタミン酸などのうま味の成分がたくさん含まれており、したがって、片頭痛の人にはお勧めできません。またホットドッグに入っているソーセージには、亜硝酸ナトリウムという一種の保存料が含まれており、これも血管を拡張させることが知られています。

かつてはスーパーで、安い肉が赤くて新鮮そうな状態で売られているのをよく見かけましたが、あれは亜硝酸ナトリウムが含まれていることによって、肉の中の血管が拡がっていたからです。あまり不自然なきれいな色にはだまされないようにしなければなりません。

こんな話をしていると、だんだんと「デートで行くレストランがなくなってくるのではないか?」と思うかもしれません。

でも、ご安心ください。これらのイタリアンや中華料理がすべて悪いわけではありません。いろいろな悪条件が重なったときが危険信号！　それに、困ったときには和食系のレストランが残っています。

概して和食系の食材には、血管を拡げるようなものが少ないのです。また、片頭痛に予防効果があるとされているビタミンB_2やマグネシウムを多く含む食材までそろっています。詳しくはP237の「ビタミンB_2、マグネシウムを多く含む食物リスト」を参考にしてください。

食事には十分ご注意を

こんな話もありました。

もともと母親が頭痛持ちだったのですが、本人は今まで全く頭痛というものを経験したことがなかったある女性――。嫁いだ先では旦那さんを含めて、おじいちゃん、おばあちゃん……家族みんながひどい頭痛持ちの家系でした。ところが頭痛の経験のなかった彼女が、嫁いだ途端にひどい頭痛に悩まされるようになり、私のところへ来たのです。

話を聞いてみると、嫁姑の争いもなく生活環境的にはストレスも全くなく、特に問題はありませんでした。もしかして、「片頭痛は伝染する病気なの？」といった疑問も湧いてきます。

が、じつはそうではありません。さらに話を聞いてみると、この嫁いだ先の家庭の食生活に問題があることがわかりました。ほぼ毎日、洋食の連続。彼女は、もともと母親と同じ片頭痛を起こすかもしれない体質を持っていました。そこへ、血管拡張物質を多く含んだ毎日の食事が刺激となり、ついに彼女の脳の血管が耐え切れず、片頭痛を発症してしまったというわけです。

ただし、ここでぜひ注意しておいてもらいたいことがあります。片頭痛の患者さんにとって、血管拡張物質を多く含んだ食材が必ずしもいけないかというと、そうではありません。

片頭痛の起こりやすいとき、たとえば休日や月経前後や排卵日前後などに、こうした食材を多く摂りすぎなければよいのです。

もうひとつ大切なことがあります。それは、片頭痛の際には三叉神経という脳神経が何らかの原因で興奮症状を起こし、その情報を周辺の脳神経に伝えるのですが、その際に味覚が過敏になったり口腔内の温度感覚が狂ってしまうことが稀にあります。

このような味覚過敏を、私は〈アロディニア（異痛症）〉の一種ではないかと最近考えています。アロディニアとは主に頭部や顔面の感覚異常のことで、風が吹いても痛い、ピリピリするといった症状です。こうした症状は激しい片頭痛の初期に現れることが多いといわれています。

したがって、片頭痛に伴う味覚障害の強いときに、男性が一所懸命下調べをしてアレンジしたお店に彼女を連れていっても、せっかくの美味しいはずの料理もまずく感じ取られてしまったり、また、さほど熱くもないスープやお吸い物をひと口飲んだ途端に、瞬間的に顔やあごのあたりを痛がるようなしぐさをして、店の人を慌てさせることさえあるのです。

まして、食事中に片頭痛が本格化してしまい、ついにはトイレに駆け込んで吐いてしまうようなことになってしまえば、店の人を含めて周囲に気まずい空気が漂うことは、間違いないでしょう。

やはり、彼女に片頭痛が起こりそうだという日に、無理して食事付きのデートに誘うのは、避けたほうが無難だということを心得ておきましょう。

トリセツ 2 片頭痛は週末や休日に起こる

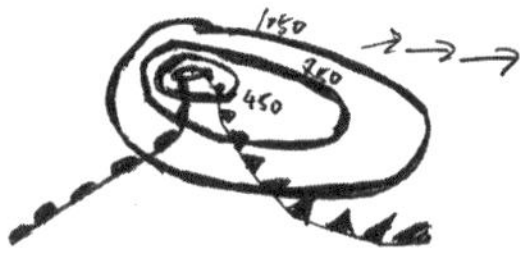

週間天気予報をチェックする

片頭痛はある特定の状況下で起こることが多い病気です。その状況の中で、いちばんやっかいなのは、週末や休日に起こりやすいということです。

おそらく多くの男性たちは、女性を口説くために、まず日時や場所を選んでデートするはず――。その際、デートの日は、ふたりの仕事が休みの週末や休日になることが多いでしょう。でも、そんな日に片頭痛が起きるから、やっかいなのです。

片頭痛はなぜ、週末や休日に起こる確率の高い病気なのでしょうか。

その理由は、仕事が休みになるとホッとして、人間のバイオリズムを司っている自律神経系の副交感神経が高ぶります。すると、一気に脳の血管が緩んで、血管の周りに網目状に張り巡らされている三叉神経を刺激するのです。その結果、頭に痛みが起こるというわけです。

休みの日に気合を入れてデートを計画したのに、当日になって急に相手から断わりの電話やメールが来て、一気にへこんだ。もしくは、気合を入れてデートに臨むべく、きれいな洋服まで買い込んでいたのに、当日の朝起きたら激しい頭痛で断念した。読者の中にも、そんな経験をお持ちの方がきっといらっしゃることでしょう。

仕方なく翌週の週末に延期したけれども、また同じように断られた、もしくは頭痛が襲ってきた……。このようなことを繰り返しているうちに、男性は「きっと自分は嫌われているに違いない」「他の男性とデートの約束が入ったのか?」と思い込み、やがてあきらめモードになって、だんだんと彼女から遠のいていくでしょう。

女性の側にしても、「たかが頭痛ぐらいでデートを断ったなんて、嘘っぽく思われるだろう」と、なかなか本当のことを打ち明けられないまま、しだいに彼からの連絡が少なくなってくる状況になると、嫌われてしまったと勘違いしてしまうのです。

これでは両者にとって悪循環ですね。では、どのようにしてこうした状況を回避すればよいのでしょうか？

その答えは、週間天気予報にあります。

テレビのニュースの中では、週間天気予報のコーナーが必ずといっていいほどあります。この的中率は、かなりいいと思います。ぜひこれを利用してください。

週末に気圧の谷が訪れて、下り坂の天候になるようであれば、当日がどんなに晴れていようとも、注意が必要でしょう。なぜならば、卑弥呼がそうだったかもしれないように、片頭痛は気圧の変化や温度の変化を敏感に読み取り、頭痛を起こすことが多いからです。たとえ彼女が頭痛を何とか我慢して、デートに来たとしてもきっと気乗りはしないし、かえって悲惨な結果になりかねないのです。

したがってデートの日を選ぶにあたって、当日の天候は重要な要素のひとつであるといえるでしょう。

余談ですが、私は毎朝5時に起床して、7時半からの診療に備えて必ずテレビニュースでその日の天気予報を見るのが習慣となっています。

なぜなら、午後から天気が崩れたり、台風が接近しているときなどは、その日に受診される患者さんで、待合室で具合が悪くなる人が多くなるからです。

気圧が下がると、人間の身体は抑えが弱くなるため微妙にむくみ、その結果、脳の血管もむくんで、血管の周囲に張り巡らされた一種のセンサーの役目をしている三叉神経を刺激して、頭痛を起こすことが多いのです。

また片頭痛の際には、このようにむくんだ血管の隙間から水分が漏れ出すために、血管内の水分が少なくなり、尿の量が減ります。そのため、いつもよりもややむくみ、腫れぼったい顔つきになることが多いのです。

こういう場合は、先にも述べたトリプタン製剤という片頭痛の特効薬を飲むと、頭痛が治まると同時に血管のむくみも取れて、漏れ出した水分が血管内に戻ってきて尿がたくさん出始めます。しかし、これをトリプタン製剤の副作用と勘違いしている患者さんも過去にはたくさんいらっしゃいました。

もし付き合っている彼女の顔つきが何となくむくんでいるようなら、片頭痛が起こり始めているのかもしれないと察知しつつ、言動や行動には気を配るようにしたほうがいいでしょう。

月経と排卵日にも注意を

他にも注意が必要なのは、女性の月のもの（月経）の前後です。

月経の起こる数日前から、エストロゲンという女性ホルモンが変動し始め、その変動を拾って脳の血管が拡張し、片頭痛が起こりやすくなっています。また女性ホルモンが同じく変動する時期として、排卵日前後も挙げられます。

月経前後には片頭痛が起こりやすく、また女性の顔つきも何となくむくんだようになるため、女性側としてもあまりデートをしたくないでしょうし、化粧のノリもいつもより悪いでしょうから、やはり避けたほうが無難かもしれませんね。

では、なぜ排卵日前後に片頭痛が起こりやすいのでしょうか？

これは私の個人的な考えですが、太古の昔は、きっとすべての女性が排卵日前後に片頭痛を起こしていたに違いないと思っています。

なぜならば排卵日は人類繁栄にとって最も大切な日。この日に動くとつらいほどの片頭痛が起き、まぶしい太陽の光では余計に痛みがひどくなるようにして、女性を洞窟の奥で寝かしつけるように仕向けたのでは……。おそらく神様の粋な計らいに違いないと思います。

もしも彼女が、月経後数日たってのデート当日に頭を痛がっていたならば、きっとその日はふたりにとって、将来の運命を左右するかもしれない重要な日であると思っても間違いないでしょう。その日の行動をいかにするかは、日本が頑なな契り社会であることを重々認識したうえで、男性諸君の判断にゆだねるとしましょう。

トリセツ 3

自慢の愛車でのデートは危険がいっぱい

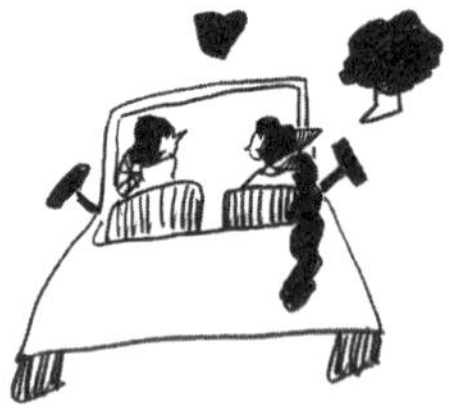

デートの小道具といえば、自慢の愛車。これは今も昔も変わらないでしょう。しかしこの自慢の愛車も、片頭痛持ちの彼女にとっては、ひとつ間違えば命取りになりかねません。なぜなら、片頭痛の女性は、乗り物に弱いことが多いからです。

脳が敏感な片頭痛の女性は、ほぼ間違いなく、小児期から乗り物酔いをした経験を持っています。したがって、車での遠出のドライブは本質的にあまり好まない傾向が強いのです。

とはいっても、本命の彼女とのはじめてのデート。自慢の愛車で誰にも邪魔されず、ふたりきりの空間と空気が欲しくなるのは、どんな男性にも共通の思いでしょう。

そこで、愛車でのデートの際にはどのようなことに気を配ればいいのか、詳細に解説してみましょう。

車種選びが大事

まず愛車の車種ですが、これは大変重要な要素です。なぜなら、車種によって乗り心地が大きく変わり、したがって乗り物に弱い片頭痛持ち女性は、その車種にもこだわりを持つことが多いのです。

絶対的にあり得ないのは、公道レーシング仕様とでもいえるような、ゴツゴツしたスポーツカーまがいの改造車。これは本来、その車が設計段階でもっとも合うと思われる足回りを無理やりに変更しているため、車体の剛性がその硬い足回りについていけず、何とも奇妙な揺れ方をします。ほとんどの片頭痛の女性から、ダメ出しがでることは必至でしょう。まして、ハンドルに両手を垂直にかけて、急な車線変更をするなどのレーサー気取りの運転など、論外です。

また、最近とみに増加傾向にある四輪駆動系の車高がやや高めの車もあまり好ましくありません。一見、見晴らしもよく、運転する者にとっては爽快な気分になれますが、どんなに高級な四駆でも、重心が高めになるため、何となく変な揺れ方をします。やはり乗り物酔いの傾向を持つ片頭痛の女性には概して不評なのです。

ではどんな車を彼女は好むのでしょうか？

やはり、しなやかさと強固さという、一見、相反する足回りを持ち、はじめからそれに応じた堅牢なボディを持つ車。つまり、高級な欧州車や上級国産車が、片頭痛の女性には最適といえるでしょう。

美食家でもある片頭痛の女性とのデートで食費がかさむのと同様、車選びに関しても、それなりの出費を覚悟しなければならないのです。

車の色にご注意

車の色にも注意してください。

「これから彼女のために車を買おう！」という男性には参考になるかもしれませんが、もうすでに購入ずみの方は、せめて、あまりピカピカにワックスがけしていかないように心がけたいものです。

なぜなら、鏡面のようにピカピカの車体で反射した太陽光線が目に刺さった瞬間に、片頭痛発作が起こる可能性が高いからです。

かといって、はじめてのデートに薄汚い車で登場するのも……。せめて、磨きすぎず、汚れすぎずといった程度に洗車しておくといいでしょう。

車の色に関しては、真っ赤や真っ黄色などの原色系のものは好ましくありません。そもそも片頭痛の女性は、服装にしても極端な原色系を避けたがる傾向が強く、強い色の刺激が片頭痛を誘発することが多いと、知らず知らずのうちに身をもって体験しているからなのです。

無難な色合いとしては、淡いクリーム系やエンジ色、もしくは黒系でしょう。そしてもちろん、彼女との多くの時間を過ごす空間である車内の色は、外装色にもまして重要な要素であることは間違いありません。

車内の環境にも気を配る

愛車の車内で過ごすであろう時間は、デートのほぼ大部分を占めるでしょう。したがって頭痛持ちの彼女をゲットするのに、もっとも注意したいのが車内の環境です。

その昔、ダッシュボードやシートが、１９７０年代の米国で好んで用いられたような、真っ赤やグリーン、もしくは真っ白のような派手な原色系の内装もありました。

しかし、昨今の経済状態を反映しているせいか、最近では、比較的落ち着いた黒系や、真っ白ではなく淡いクリーム系の配色の車が多くなってきました。原色系の色合いで頭痛を起こしやすい片頭痛の女性を乗せる際には、ほぼ問題はないと思われます。

しかし、まだ一部の高級欧州車では、雪原を思わせるようなまっ白な内装色を用いていることもあり、これに外装色が深紅のペイントであったならば……デートは言わずと知れた悲惨な結果になる確率が高いでしょう。

せめて、晴天の日は避けること。訪れる場所も、海辺のような太陽光がギラギラ、チラチラと照り返すような場所に連れていくことだけは、避けてほしいものです。

デートに適した場所、避けるべき場所については、「トリセツ5」で詳細を述べることにします。


さらに、車内の環境に関して大変重要な鉄則があります。

まずにおいに非常に敏感な片頭痛の女性は、車内に漂うタバコのにおいを大変嫌うということを肝に銘じてください。これは愛煙家の男性にとっては、一大事でしょう。

副流煙《ふくりゅうえん》の他人への健康被害が、やたらとマスコミで取り上げられていますね。

特に空港などでは、あたかも悪いことをした罪人を吊るし上げる〝見世物小屋〟のようなガラス張りの部屋での分煙が当たり前のようになっている昨今の社会環境において、愛車は誰にも気を遣うことなく、心ゆくまでタバコを楽しめる空間。以前にもまして愛車の中で喫煙する率は増加傾向にあるといえます。

しかし、何とかしてモノにしたい片頭痛持ちの彼女とのデートの小道具として愛車を使うとなると、話は別です。

最近、コンビニや自動車用品店でよく見かける消臭スプレーを利用するのも、一時的にはいいでしょう（ただし、苦手な人もいます）。しかし、その場逃れのスプレーに含まれる芳香剤の香りと、頑固にこびりついたタバコのにおいとの微妙なコラボレーションによる複雑な香りは、まず間違いなく、片頭痛持ちの女性を不快にさせると同時に、頭痛で苦しめる結果になります。

デートの日程が決まったら、即、車内丸洗いをしてくれるプロの業者に車を出し、長年こびりついたタバコのにおいを消し去ってもらうことをお勧めします。

また最近の車は、内装にやたらと石油を原料にしたプラスチックやビニールを多用していることが多く、一般の大衆車では、布製シートの縁取りや背面にもビニールを多用しているため、特に下ろし立ての新車は2～3カ月の間、新車臭とでもいうような独特のにおいが車内に漂っています。

片頭痛持ちの女性は、この新車臭にも敏感に反応して頭痛を起こすことがしばしばあるため、もし新車での大切なデートを計画しているのなら、新車臭が抜けるまでの数カ月間は使わないほうがいいかもしれません。

しかし高級車であればシートのみならず、ダッシュボードにも本革を使用していることが通例であり、あまり新車臭に気遣いする必要はないと思います。

ということは、やはり片頭痛持ちの女性には、出費がかさむということになるのでしょうか？


さて、幸いにもこれらの条件をクリアして、めでたく愛車でのデートにこぎつける前にもうひとつ、大切なことを忘れてはいけません。

どんなに頭痛が起こらないように細心の注意と気配りをしようとも、やはり起こるときには起こるものです。

多くの若い片頭痛の女性患者さんからうかがったところによると、はじめてのデートではあまり頭痛が起こることはないようですが、2度、3度と回を重ね、お互いの緊張感が薄れ始めた頃のデートで片頭痛が突如として起こることが多いようです。

この理由を医学的に分析してみると、はじめての頃のデートは、まだ海のものとも山のものとも知れない相手を警戒して、緊張の連続です。こういうときは、自律神経のうちの交感神経が優勢となっており、脳の大きな血管はキューッと締まった状態。

したがって脳の血管の周りにある三叉神経を圧迫、刺激することがないので片頭痛が起こることが少ないのでしょう。

ところがデートのあと、彼女が帰宅後、「アー疲れた～」と言って上着を脱ぎ始めた瞬間に、ズキンと痛みだすことが多いのです。

多くの片頭痛の女性がそう訴えるのは、一気にデートの緊張感から解き放たれたために、今度は副交感神経が優勢となり、脳の血管が拡がり始めて、三叉神経を刺激し始めた証拠でもあるのです。

これと同じく、デートも回を重ねるごとにお互いの緊張感もほぐれ、気楽に打ち解けるようになり、デート中にも副交感神経が優勢になることが増え始めるため、片頭痛が起こることも多くなってくるのです。

となると、デート中に彼女が片頭痛を起こすようになってきたら、あなたに対して気を許すようになってきた証拠であると、内心ほくそ笑んでよいのかもしれませんね。

車に常備すべきもの

頭痛がつらそうな彼女を見るのも嫌だし、動くと痛みがさらに強くなる片頭痛だからと気を遣うことは多いはず。運転中、なるべく段差を避けたり、急ブレーキをかけないようにしたり、必要以上に車を揺らさないように気を遣うのも大変疲れるもの。

そこで男性としては、まさかのときを考えて、車の中に頭痛に対処できる薬を置いておくことも忘れてはならない準備のひとつです。

最近は薬局のみならず、スーパーやコンビニでも、一般大衆薬（市販薬）としての頭痛薬が売られています。ただ、頭痛の経験が少ない人は、どんな市販薬を買えばよいのか、その選択にも迷ってしまうことでしょう。

そこで、頭痛専門医としては、複数の配合成分が混じっている薬よりも、単一成分のものをお勧めします。

複数の成分が混じった薬剤は、はじめは効果があるものの、薬に対する依存性ができやすく、使っているうちにだんだんと効果が弱くなっていきます。すると、使う回数や分量が増えていき、ついには毎日やっかいな頭痛と格闘するような、いわゆる薬物乱用頭痛になってしまうことが多いからなのです。

単一成分でお勧めなのは、やはりアスピリン（アセチルサリチル酸：製品名バファリンA）です。

アスピリンは、怪我をした際に血液を固まらせる作用がある血液中の血小板の働きを抑える成分でできています。この成分が、脳の血流を一定に保つ役目を持つセロトニンという神経伝達物質（脳内物質）が血小板から異常に放出されるのを阻止してくれるのです。

市販の頭痛薬の大部分は、見かけの痛みだけを鎮める作用のものが大部分ですが、唯一、アスピリンのみが、片頭痛を根本から断ち切る作用があるのです。アスピリンが百年の歴史を持つ名薬といわれる所以《ゆえん》は、じつはそこにあるのです。

某大手国内航空会社の機内には、昔からアスピリンが常備されており、飛行中に急に頭が痛くなったパイロットの片頭痛を救ったとの逸話もあるくらいです。

大切な彼女を「将来、毎日頭が痛い状態や薬漬けの生活を送らせるわけにはいかない！」と思うならば、市販の頭痛薬選びにも留意しましょう。頭のよい聡明な頭痛持ちの女性と付き合うためには、男性諸君にも高度な知識と気配りが必要なのです。

さらに乗り物酔いしやすい片頭痛の女性のために、酔い止め薬を一緒にダッシュボードにひそませておくと二重丸です。

また、少し頭が痛くなり始めたときには、血管が拡張し始めているかも――。血管を元に戻すカフェインを含んだ缶コーヒーや紅茶をさりげなく差し出せば完璧！　片頭痛の起こり始めの時期には、やや甘いものが欲しくなることが多いので、できれば微糖のものがいいでしょう。

トリセツ 4

車以外の乗り物での注意点

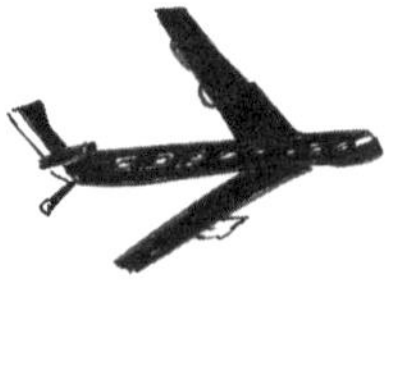

さて、せっかくの自慢の愛車も前述の条件に当てはまらず、デートの小道具として使い物にならないと判断した場合、他の交通手段を使っての移動方法を考えなければなりません。

いちばんオーソドックスな移動手段として、まず思いつくのは電車。しかし、この電車での移動すら、乗り物酔いをしやすい片頭痛の女性に対しては、細心の注意を払う必要があるのです。

電車での移動

電車に乗ってから空いている席を探すことは、絶対に避けたほうが賢明です。少しぐらい高くつこうとも、あらかじめ指定席を用意するのがいいでしょう。

ただ、この際にも、片頭痛の女性は直射日光に敏感に反応して頭痛を起こすことがあるということを念頭に置く必要があります。

朝日や夕日が直接差し込む窓際は、通常のデートシーンであれば、最愛の彼女が太陽光にくっきりと浮かび上がる、何ともロマンチックな最高の演出になるでしょうが、特に日差しの強い夏場などでは、片頭痛持ちの彼女にとっては針のむしろに座らせるようなもの。少なくとも窓際に彼女を座らせるのはやめましょう。

どうしても条件に見合った座席を確保できないときには、彼女の顔色や変化をよく観察しながら、せめて鋭い太陽光線が彼女の眼に刺さらないよう、カーテンを閉めるなどの工夫を忘れないよう肝に銘じておいてください。

さらに、もうひとつ注意しなければならないことがあります。

電車の走行とともに定期的に車窓をよぎっていく電柱。頭痛のない人は何気なく見ているかもしれませんが、これがまたやっかいなのです。
定期的に視野をよぎる黒いものをじっと見つめていると、人間のスクリーンの役目をしている後頭葉が刺激され、これが引き金となって、片頭痛が起こりやすくなります。

せっかくの彼女との列車での旅。できれば彼女を景色のよい窓際に座らせてあげたいというのが通常の男心でしょう。しかし、片頭痛持ちの彼女となると話は別。あなたが窓側に座り、彼女を通路側に座らせて、会話の合間に少し車窓の風景が見えるくらいのシチュエーションがいいのです。会話が弾まず、長時間、彼女がずっと車窓の風景に見入ってしまうのは論外。楽しい話の準備も怠らないようにしてください。

というわけで、彼女の座席は、通路側であれば間違いないということです。それに、万が一、片頭痛発作が起こり、それに伴う吐き気の症状が出たとしても、すぐにトイレに駆け込める場所であることも大切。

いろいろなことを想定しても、彼女を通路側に座らせるのがトラブル回避の得策なのです。

さて、もし彼女が凛々しいライオン顔の群発頭痛持ちで、そして目的地への移動に際して新幹線を使わなければならなくなったとしましょう。

その際、絶対に注意してほしいのが、電車と電車が高速ですれ違う進行方向に向かって内側の座席だけは取らない、ということ。なぜなら、そこは気圧の変動がある場所だからです。

特に、トンネルの中で新幹線同士がすれ違うとき、進行方向に向かって内側の座席に座っていると、圧力にグーッと頭を引っ張られるような感じを受ける経験をしたことがあると思います。

これは新幹線の気密性の高さによる圧力の急激な変動が瞬時に起こるためで、これが群発頭痛の発作を誘発することがあるのです。

もちろん群発頭痛は、春先や秋口の季節の変わり目のある特定の期間にのみ起こるものですから、この期間以外であれば問題はありません。

とはいえ、彼女が今その群発期間なのかどうかは判断しにくいもの。そこで、彼女が群発期間なのかどうかの見分け方をお教えしましょう。

それは、彼女のおでこや目の周りの皮膚の色合いをよく観察することです。

群発頭痛の期間中には、おでこや目の周りが何となく赤らんでいることが多いものです。これは、皮膚の栄養を運んでいる毛細血管の血行がよくなっているためで、オレンジの皮にたとえて、〈Orange peel sign　オレンジの皮兆候〉と呼んでいます。

余談ですが、私は二十数年前に、群発頭痛の患者さんのおでこの血流の増加を、当時、医学の研究分野で流行っていたレーザードップラー装置という最新の機器で測定して、医学博士号をいただきました。

飛行機での移動

さらに、彼女が群発頭痛持ちであるなら、群発期間には絶対に避けたい移動手段が飛行機です。

飛行機は、新幹線での移動にもまして気圧の変化を受けます。通常、飛行機の機内は約0・8気圧ぐらいになっており、人間の身体の抑えが緩くなるため、血管が拡りやすいのです。

飛行機の中で靴を脱いでいて、着陸時に靴を履こうとしたらなかなか履けずに困ったこと、ひどいときには仕方なく靴のかかと部分を踏んで機外に出た経験がありませんか？　これは低い気圧により足の血管が拡がり、血管内の水分が漏れ出して、足が水膨れのような状態になっているためなのです。

このように急激に気圧が変動する際に、激烈に痛むことの多い群発頭痛の患者さんは、群発期間であれば、ほぼ間違いなく機内で発作が起こるはずです。ましてや機内で血管を拡げる作用のあるアルコールを摂ろうものならば……ほぼ自殺行為に近いといえます。

群発頭痛は発症すると悲惨ですが、最近では現代医学の恩恵により、症状を劇的に抑える方法があります。

血管を急激に縮め、さらに血管の周りの三叉神経の炎症を瞬時に収めるスマトリプタン（製品名イミグラン。点鼻薬、皮下注射、錠剤、自己注射）という薬剤が開発され、これを用いた皮下注射が、数年前から欧米と同じく日本でも自分でできるようになったのです。

1章でご紹介した群発頭痛持ちの客室乗務員たちは、群発期間だからといって仕事を休むわけにはいきません。そして、仕事柄、ひどい頭痛を発症するかもしれない飛行機に乗らなければなりません。そのため、これまでは苦しい頭痛を我慢しながらもにこやかな笑顔での接客に苦労していました。

しかし今では、頭痛が起こり始めたらトイレに駆け込み、スカートを少しまくって太ももに自分で注射ができるようになったのです。しかも、数秒間ボタンを押すだけで自動的に皮下に注入される簡単なものです。ものの5分ぐらいで潮が引くように頭痛がなくなるので、今や彼女たちのフライトの必需品となっているのです。

飛行機が苦手なのは、群発頭痛持ちの女性に限らず、片頭痛の女性も同じです。

片頭痛持ちの女性の場合は、飛行機の機内で必ず頭痛が起こるかといえば、そうではありません。しかし、血管が拡がる悪い因子がふたつ以上重なると、まず間違いなく頭痛が起こるといわれています。

つまり、機内のやや低い気圧が悪い因子のひとつとすると、彼女の月経前後や排卵日前後といった時期がもうひとつの因子です。ましてや赤ワインやチョコレートなど血管の拡がる食べ物を口にしたら、これはもう自殺行為に当たるといえるのです。

機内での飲み物サービスの際には、血管を少し縮めて片頭痛を予防する効果のあるコーヒーや紅茶、あるいはカフェインに似た血管収縮物質を含む濃い緑茶などを勧めるほうが賢明です。

まさかのときに備えてアスピリンをポケットに忍ばせておくか、もし持ち合わせていなければ、客室乗務員にアスピリンが用意されているかどうか、離陸前に確認しておくものよいでしょう。

もし頭痛持ちの客室乗務員なら、あなたの彼女に対する心遣いにきっと感動するはずです。

トリセツ 5 デートによい場所、避ける場所

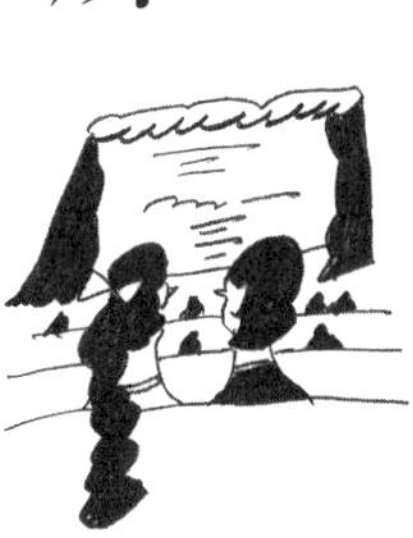

では、デートの最終目的地としては、どんな場所がいいのでしょうか？　本人たちの好みもありますから「ここが絶対お勧め！」とはなかなか言い切れませんが、NGスポットならある程度は特定できます。そこでここでは、絶対に、もしくは極力避けたほうがいい場所をご紹介します。

●映画館
●パチンコ店やゲームセンター
●カラオケボックス

●夏の海辺
●野外コンサート会場やカウントダウンコンサート
●花火大会
●スキー場
●温泉
●標高の高い山
●お花見や紅葉狩り
●デパート

これを見て、頭痛持ち女性をゲットしたいと思う多くの男性は、失望してへこんでしまうかもしれません。ほとんどの場所が、デートの定番ともいうべきスポットですから。では、なぜこれらの場所が頭痛持ち女性を連れていくには好ましくないのか、について詳しく説明します。

映画館

まずは、映画館。ここは、大半の片頭痛持ちの人が一度は頭痛を起こしたことのある場所として、真っ先に挙げることが多い場所です。

近年の映画は、ＣＧを駆使し、さらにそれに見合った素晴らしい音響効果が伴っています。特に最近では、特殊なメガネをかけて観る立体（３Ｄ）映画なるものまで登場し、ハイテクな映像と音響の相乗効果で映画がますます刺激的になり、劇場で観ることがクローズアップされています。

しかし真っ暗な中での光や音の刺激……。

これはまぎれもなく、脳をもっとも刺激し、片頭痛を起こしやすい状況にあるのです。さらに混んでいる館内では、空気がこもりがちで酸素も薄く、脳の血管が拡がりやすくなります。「光」「音」「薄い酸素」と、血管を拡げる要素が三つも潜んでいるため、片頭痛持ちの女性はたまったものではありません。

当然、起こるべくして頭痛が起こるといっても過言ではないでしょう。

今の時代は数カ月我慢すれば、すぐに映画のＤＶＤが発売されます。少しぐらい流行から遅れてもいいから、家で彼女とゆっくりＤＶＤで映画観賞するものまた乙なものです。ただしその際にも、映画館のように部屋の中を暗くしたり、あまり大きな音を出さないように細心の注意を払うことを忘れずに！

途中で熱いコーヒーを淹れてあげることも肝心。映画観賞しながらの赤ワイン賞味など、厳禁であることも肝に銘じておきましょう。

パチンコ店とゲームセンター

昨今のパチンコ店は、かつて私が大学受験に失敗し、暗い浪人生活を送っていた頃に予備校の授業をサボッて入り浸っていた頃の暗いイメージとは一変。豪華絢爛な内装と、ホテル並みのドリンクサービスなど、若者のデートスポットとしても脚光を浴びつつあるようです。

しかしながら、片頭痛持ちの彼女を連れていくのは、絶対にNGです。まず店内に漂う異常なまでのタバコのにおいと煙。においに過敏な片頭痛持ちの女性が、香水やオヤジ臭（!!）と並んで、第一に挙げる苦手なにおいです。

さらに景気づけのために、しつこいまでに流れる大音響の音楽。これも音に敏感に反応して頭痛を起こすことの多い片頭痛の女性たちにとっては大敵です。

仮に、これらの悪条件を何とか我慢しながらも、けなげにあなたに従う彼女だとしましょう。パチンコ台に座り、はじめての経験ともいえるパチンコに挑戦開始。すると、ビギナーズラックとでもいうのでしょうか、座るなり大当たり！

と、突然にパチンコ台から、フラッシュのごとく点滅する光とともに、電子音による祝賀の音声が鳴りだします。光と音にはもっとも過敏に反応する片頭痛持ちの彼女の脳の血管も、瞬く間にパチンコ台のチューリップのように開きっぱなしになり、ズキンズキンという頭痛が襲いかかり始めるのです。

こうなると、周囲の驚愕の眼をも気にせず、当たり台を放り出して一目散にトイレに駆け込み、彼女はつらい頭痛とともに訪れる吐き気や嘔吐と格闘する結果になるでしょう。あとにはパチンコ台の電子音がむなしく流れるのみ、きっとあなたの恋路もむなしく絶たれてしまう可能性が大なのです。

頭痛だけですめばまだしも、過去に私の片頭痛の患者さんで、大当たりが出た瞬間に光と音の激しい攻勢により脳が興奮しすぎてしまい、頭痛を通り越して意識を失って救急車を呼ぶ騒ぎになった人が数人いました。

もしも最愛の彼女が、その場で意識を失ってしまったら……。そして、その場でうろたえる自分の姿を想像したら、きっと頭痛持ちの彼女とのデートスポットとして、パチンコ店は選択肢から外れるはずです。

ゲームセンターも、パチンコ店と同様に若者には人気のデートスポットですが、換気の悪いところも多く、これも片頭痛の人には要注意。やはり薄暗い中での光や音の刺激は、片頭痛持ちの彼女にはあまり心地好い場所ではありませんから、できれば避けて通りましょう。

カラオケボックス

カラオケボックスは、今も昔も、合コンや宴会の二次会などで訪れる機会の多い場所です。最近は、食べ物のメニューも豊富で、誰にも邪魔されることなく、ふたりの時間を過ごすことのできるデートスポットに選ばれることの多い場所でもあるようです。

しかし、カラオケボックスで片頭痛を起こすケースが多いことは、私の診察室を訪れる患者さんの証言からも明らかです。

第一に挙げられるのは、におい。狭い密室にタバコのにおいが沁み着いているため、入るなり頭痛の起こりそうな予感がするというのです。

たとえ貴方が彼女の前で大好きなタバコを我慢したとしても、前の客のタバコのにおいがこびりついていたり、タバコのにおいを消すための消臭剤や芳香剤と混ざり合った複雑なにおいは残っているものです。そんなわずかなにおいでも、片頭痛持ちの女性は敏感に反応するのです。

片頭痛持ちである客室乗務員の女性が、宿泊先のホテルの部屋に入るや否や前客のタバコのにおいで片頭痛が起こり、ひと晩中大変な思いをしたと教えてくれたこともありました。やはり片頭痛持ちの女性にとってタバコのにおいが大敵であることは間違いありません。

二番目の理由として多いのが、聞きたくもないヘタクソな歌を大音響で聞かされることです。カラオケボックスですから、歌を歌うのは当たり前。ひとつでも自分のいいところを見せようと熱唱するあなたの姿に彼女がほれぼれとするのは、あなたがよほどのエンターティナーである場合に限ると思ったほうがいいでしょう。

たいていの場合には、あまり聞きたくもない曲を熱唱するあまりスピーカーが音割れを起こし、ますます事態は最悪に。それでも彼女は、我慢に我慢を重ねて笑顔を作り、やっと彼の歌が終わったとホッとした瞬間、彼女の緊張がほぐれ、脳の血管も一気に緩み、血管周囲の三叉神経が刺激され、片頭痛が起こり始めるというわけです。

こうなると、彼女は歌うどころではなくなり、何とかその場をしのごうと、テーブルの上の名前も定かでない安酒やカクテルに手を伸ばしてしまうのです。このような安酒やカクテルには、安い赤ワインをベースにしていろいろなエキスが混ぜられていることが多く、さらに彼女の脳の血管は拡がり始めます。

そこで彼女が、「もうどうにでもなれ！」と、チョコレートやつまみのナッツ類を口に放り込むとしましょう。ところがナッツには、チラミンという血管を拡げる物質が多量に含まれており、彼女の脳の血管は暴れ狂うがごとくに拡がり、たまらず部屋を飛び出してトイレに駆け込むか、もう動く力もなくグッタリとしてしまうかのどちらかになるのです。

夏の海辺

助手席に最愛の彼女を乗せて、海辺で赤いスポーツカーを駆り立てる。波間に照りつける真夏の太陽——映画のワンシーンのようなロマンチックな光景ですよね。

ところが、こんなシーンは、片頭痛持ちの女性には絶対に通用しないのです。

波間に乱反射する太陽の光が目に突き刺さり、彼女の脳の中のスクリーンの役目をしている後頭葉を一気に刺激して脳を興奮させ、片頭痛を起こすことが多いのです。さらに、炎天下だとそれでなくても脳の血管は拡がりがち。これに車の揺れが加わるとなれば、乗り物酔いしやすい片頭痛持ちの女性には、頭痛を起こす完璧な悪条件がそろっているといわざるを得ません。

私が研修医の頃、夏休みに田舎の海辺の病院に当直のアルバイトに行っていたときのこと。夜間に、明らかに海水浴帰りのカップルと思われる若い女性が、真っ黒に日焼けした男性に付き添われて「頭が痛い！」と駆け込んでくることがありました。

その頃はまだ、頭痛についての詳しい知識もなかったので、「おそらくはただの頭痛だろうけれど、もしも何か重大な病気を見逃していたら危ない」と頭部ＣＴスキャンを撮りました。そして、何も異常がないことを確認して、「単なる熱中症でしょう」と告げ、痛み止めと吐き気止めを渡して、お帰りいただいたことがしばしばありました。

今にして思えば、彼女たちはおそらく片頭痛持ちであり、波間にギラギラと照りつける真夏の太陽光線で、脳が刺激されて片頭痛を起こしていたのでしょう。あの頃、もう少しちゃんとした知識があれば、もっといい処置をしてあげられたかもしれません。

それにしても、片頭痛持ちの女性は波間に揺らめく太陽光線が苦手なようで、デートスポットとしては、海辺と同様に夏のプールサイドも避けるべきでしょう。どうしても――という場合には、必ず帽子とサングラスなど、片頭痛の原因から彼女を守る手だてを忘れずに。

野外コンサートやカウントダウンコンサート

最近は夏の夜に、野球場や浜辺、時には広い草原で、野外コンサートが開かれるのが流行っています。参加者も多いものでは数千人規模になるものもあり、会場全体が汗だくになりながら、コンサートに熱狂しているシーンをテレビで見かけます。夏の夜ですから一見気持ちよさそうにも思えるのですが、この野外コンサート、意外にも片頭痛持ちの女性たちにとっては、あまり好ましくない環境のようです。

その理由として、ある頭痛持ちの女子高生のエピソードをご紹介しましょう。

●野外コンサート

彼女は、あるロックバンドのコンサートに毎年のように応募していましたが、毎回抽選にはずれていました。ところが、ある年、やっと念願がかなってチケットを入手することができました。彼氏と一緒にはじめてのコンサートへ行けることの喜びを、診察時に目を輝かせながら熱く語っていました。

ところが彼女の家は、厳格な父親が一家の中心となっており、門限の午後8時を回っても終了しないコンサートへ行くことなど、許可されるはずもなかったのです。ましてや女子高生が彼氏とふたりだけでの夜間の行動となるため、父親の許可は下りず、結局、渋々、母親と行くならという条件付きの許可となったのです。

もちろん彼氏と行けないことは残念の極みでしたが、長年の夢であったロックバンドのコンサート。行けるだけでも大満足だったようで、当日、母親と連れだってコンサートに行きました。

夏の暑い夜、真っ暗闇の中、ステージから放たれるレーザー光線が会場内を駆け巡り、大音響のノリのいいリズムに合わせて会場中が熱気に包まれていたそうです。ところが、コンサートが終わった途端、一気に緊張感が抜けたのか放心状態の彼女の頭がズキンと痛みだしました。

まずいと思った彼女は私の指示どおり、すぐに持ち合わせていたトリプタン製剤をその場で飲み、何とか難を逃れることができました。暗闇の中のレーザー光線と大音響。光と音にもっとも敏感に反応する片頭痛持ちの女性にとっては、映画館同様に十分な悪条件であるといえます。

おまけに真夏の夜の蒸し暑さ——。これだけでも、体中の血管を拡げるのに十分な環境であったと思われますが、コンサートにあまりに熱中していたため緊張して、拡がろうとする脳の血管を交感神経がギュッと引き戻していて、コンサート中には頭痛が起こらなかったようです。それが、コンサートが終わった途端に緊張がほぐれ、副交感神経が優勢になって一気に脳の血管が拡がり、片頭痛が起こり始めたのです。

私の言いつけを守って処方薬をポケットにしのばせていったことが、彼女にとっては不幸中の幸いだったといえるでしょう。

ところが本題はここからです。じつはこのあと、奇妙なことが起こったのです。

コンサートが終わってふっと横を見ると、母親が焦点の定まらないうつろな目つき。今にも倒れそうな状態で、柵に寄りかかっていたそうです。慌てた彼女は何度か母親を揺すぶり、名前を連呼すると、しばらくして母親は我に返って頭痛を訴えました。後日、彼女が私のところに母親を連れてきました。

事情を聴くと、母親も若いときに、生理前後に軽い頭痛を感じることはあったそうですが、薬を飲むほどではなく、そのうち加齢とともにあまり頭痛は起きなくなったので、特に気にせずに過ごしていたようです。

そうです。彼女の母親にも片頭痛があったのです。症状が軽かったため気にしていなかったようですが、このときのコンサートのあまりにも激しい光や音の刺激で脳が暴れだし、久しぶりの刺激で一気に脳全体が興奮して失神状態になりかかってしまったのです。

片頭痛は母親から遺伝する確率が高く、今回の出来事は、彼女の片頭痛の原因が彼女の母親から受け継がれたものであることを如実に示していたのです。

思い起こせば私が小学生の頃、タイガースやスパイダースなどのグループサウンズが一世を風靡していた頃のコンサート会場で、熱狂のあまり失神して、おまけに失禁までした状態で会場の係員に担ぎ出される若い女性の映像がしばしばテレビで放映されていたのを覚えています。今にして思えば、彼女たちもやはり片頭痛持ちであったのでしょうか……。

●カウントダウンコンサート

コンサートといえば、ここ数年、年末の大晦日に定番のように全国各地で行われているカウントダウンコンサート。これも、恋愛の一年の締めくくりとでもいうべきか、カップルのお決まりのデートスポットになっています。

ところが、片頭痛持ちの彼女にとっては、一年間の片頭痛発作の締めくくりともいうべきイベントになってしまうようで、注意が必要なのです。

わかりやすい例があるので、片頭痛持ちである客室乗務員の女性の話をしましょう。彼女は、永遠のアイドル・松田聖子ちゃんとともに歩んできたといっても過言ではない世代。ご多分にもれず、彼女は大の聖子ちゃんファンであり、同僚の客室乗務員数人と連れだって、大晦日の聖子ちゃんのミレニアムコンサートに行ったときのことです。

真っ暗な会場。最高の盛り上がりは、カウントダウン。ろうそくの灯に見立てた数千本のペンライトが揺れる中、深夜0時を回ると同時に、急に会場から花火が上がり、

「おめでとう！」「Happy New Year!」のかけ声。会場中が歓声に埋め尽くされます。

そんな感極まる瞬間を迎えたのち、彼女は同僚とマンションに帰宅。さらにシャンパンとチョコレート、そしてカマンベールチーズでまだまだ新年を祝います。

コンサートのため、無理やり取った大晦日の休日でしたが、その翌日には元旦のフライトが控えていました。朝が早いので、入浴後、一気に爆睡したそうです。ところが、目が覚めた瞬間カチッとスイッチが入ったかのごとく、今まで経験したことのないような頭痛と吐き気に襲われ、トイレから出られなくなったのです。

心配した同僚は何度も声をかけたそうですが、トイレの中からは彼女の嗚咽が繰り返されるばかり。そこで、その同僚から私の携帯電話に「どうしたらよいか」と電話が入ったというわけです。

ちょうど私は、年に一度の帰省で、実家でお雑煮に箸をつけようとしているときでした。その状況を聞いて、一瞬私の患者指導がまだ未熟であったのか、はたまた正月早々に冗談を言っているのかと思うくらいあきれました。

なぜなら、頭痛が起きる悪条件をよくもそこまで重ねたものだと思ったからです。

そこで、電話にこう答えました。

「そこまで悪条件を重ねたら頭痛が起こるのは当たり前ですよ。放っておいて、あなたはフライトに遅れないように早く出かけてください」

その同僚は私の言葉どおり、彼女を置いて慌てて出かけました。当の本人は、トイレから出られず、その後のフライトを急遽キャンセル。二日間、トイレの前に布団を敷いて寝込んでいたそうです……。

なぜ彼女がフライトをキャンセルせざるを得ないほど、かくも激しい頭痛を起こしたのか？　冷静にその悪条件を分析してみましょう。

まずコンサート会場の暗闇の中で、リズムに合わせて揺れ動く多数のペンライトの光。当然ながら脳の中のスクリーンを刺激して片頭痛を誘発します。

また午前0時を回ると同時に、皆が祝い合う歓声と花火の大音響――。そんななかで新年を無事迎えられ、家に帰って彼女はホッとします。その安堵感によって副交感神経が優勢になり、脳の血管が一気に緩みます。

帰宅後にアルコールを摂取し、血管を拡げる成分を含むチョコレートやカマンベールチーズを口にし、おまけに入浴して温まったところで、脳の血管はもう限界に近いぐらい膨れ気味になります。

さらに翌日の昼からのフライトに備えて、一気に短時間の睡眠を取ります。ここで副交感神経は、もう極限を超えてついに爆発。目覚めと同時に爆弾並みの頭痛が吐き気とともに押し寄せてきたわけです。

これでは、激しい片頭痛発作が起こるのも当然のこと。さらに、後日の診察時に本人から事情を聞いたところ、その翌日に月のもの（月経）が訪れたとのことでした。さすがの私もあきれてものが言えませんでした。ちなみに頭痛というものを全く経験したことのない彼女の同僚は、彼女とほぼ同じ行動を取っていたにもかかわらず、頭痛は起こらず、いつもと同じように普通にフライトをこなしたとのことでした。

この一件以来、私は、年末に診察に訪れる片頭痛の子どもの患者さんには、大晦日のディズニーランドのカウントダウンには絶対に行かないようにと、口癖のように忠告するようになりました。まだ、ディズニーランドから営業妨害とは言われていませんが……。

花火大会

近年、夏の週末の夜には、全国各地で必ずといってもよいほど花火大会が開かれています。その情報は、若者向けの雑誌やＴＶでも取り上げられ、暑い夏の夜のデートスポットとして人気のようです。

暗闇の中で閃光のように弾ける花火に映る彼女の愛くるしい横顔。何ともロマンチックなシーンですね。しかし、もしも花火に映る彼女の横顔が、頭痛に苦しむしかめ面になっていたら……。片頭痛持ちの彼女の場合には、そんなことも大いにあり得るのです。

具体的なお話をしましょう。

毎年8月に「東京湾大華火祭」が開かれます。首都・東京の夏を彩る、隅田川の花火大会と並ぶ一大イベントであり、その人出は数万人を超えます。そのため、当日は、午前中から東京湾周辺のお台場や竹芝桟橋のあたりには交通規制が敷かれ、特にお台場に向かう新交通システム「ゆりかもめ」の乗り場には、大勢の人の列が夕方からでき始めるのです。

私が週3回診療している汐留のビルの診療所からは、その光景がよく見えます。

ある年の大華火祭の日の午後、診療した中で何人もの患者さんが「クリニックに来たついでに花火大会を鑑賞して行きます」と、楽しそうな様子で話されていました。

ところが、何ともお気の毒なことに、花火大会に行かれた患者さんの大半が途中で頭痛が起こり、具合が悪くなって翌日まで寝込んでしまったようです。後日、診察時にそう話された患者さんたちのしょんぼりとした顔が印象的でした。

さて、なぜ花火大会で頭痛が起きたのでしょうか。

その理由は、診察のためクリニックで数時間待たされたあと、夕方、食事も摂らずにやや空腹気味の状態だったこと。さらに、人でごった返していたゆりかもめに乗り、行き着いたのは大混雑の花火大会会場。暗い夜空に光る花火の閃光とそのあとに続く大音響……。片頭痛が起こるのも無理はないのです。

空腹時には血糖値が低下するとともに、脳の血管がやや緩みがちになっています。人でごった返している酸素の薄いゆりかもめの車内では、当然脳の血管の緩みに拍車がかかり、仕上げは花火の閃光と大音響による脳への刺激。片頭痛持ちの人にとってはたまったものではない状況なのです。

このように暗闇の中での閃光と大音響は、片頭痛持ちにとっては頭痛発症の要因であることが、十分にご理解いただけると思います。

スキー場

白銀に輝くスキー場のゲレンデで、色とりどりのウエアを身にまとい、彼女と楽しそうに仲良くすべる姿。まるでユーミンの歌の一節のように、恋人たちの愛を奏でる最適の場所と思われます。しかし、じつはこのスキー場こそが、冬場にもっとも片頭痛が起こりやすい場所のひとつなのです。

スキー場の、さえぎるもののない真っ白い雪原に照り返す太陽光線は、誰しもゴーグルやサングラスをしていないと網膜が焼けてしまう危険があります。

この真っ白い雪の照り返しの太陽光線が、夏の海辺と同様に片頭痛の人に牙をむいて襲いかかってくるのです。太陽光線が目を通して激しく脳の中のスクリーンを刺激し、脳全体に興奮の波を起こして、激しい片頭痛を誘発するのです。

では太陽の出ていない吹雪の中ならいいかというと、残念ながら悪天候でもNGです。なぜならば雪の降る日は基本的には雨と同じく低気圧の近づいている日であり、したがって身体もむくみがち。当然ながら脳の血管も拡がり気味となり、やはり片頭痛が起こることが多いのです。

さらにもうひとつ、片頭痛持ちにとってよくないことがあります。

スキー場は、たいていの場合、温泉がセットになっていることが多く、寒いゲレンデから暖かい部屋に戻っただけでも急に血管が拡張しがちなうえに、さらに熱い温泉に一気につかる場合があります。すると体温が急激に上昇し、その結果さらに脳の血管が拡張して、頭痛が悪化することがしばしばあるのです。

温泉

じつはスキーとセットでなくても、温泉は片頭痛持ちの人にとっては、あまり好ましいデートスポットとはいえないかもしれません。

週末や休日に彼女との温泉旅行を夢見ている男性も多いことでしょう。しかし、温泉で具合の悪くなる片頭痛持ちの女性は結構多いということを覚えておいてください。

日本人の温泉好きは有名です。しかし、なぜか夕食前に温泉に入りたがる傾向があります。テレビの旅番組を見ていても、必ずといってよいほど、夕食前に温泉につかり、それから豪華な食事に箸をつけるシーンが幾度となく登場します。

この夕食前に温泉につかる習慣が、じつは片頭痛持ちの彼女にとってはあまりよくないのです。なぜなら、夕食前は当然ながら空腹状態。脳の血管が緩みがちになっていて、その状態で熱い温泉につかると、一気に脳の血管は拡がり始めます。

おまけに休日はもともと副交感神経が優勢になっているため、身体中の血管や神経は緩みがち。すでに片頭痛が起こる要因がそろっているわけで、当然ながら入浴中に頭痛が起こり始めて、具合が悪くなるのです。

そこで、こんな状態にならないために覚えておいてほしいことがあります。それは、入浴前に少し甘めのジュースを飲むか、ビスケットをかじるか、飴玉を舐めるなどして空腹状態を避け、少し血糖値を上げておくこと。また、あまり熱い温泉に長時間つかりすぎないよう気をつけること、です。

「湯あたり」という言葉がありますが、これは温泉に入ったあとに具合が悪くなったり、頭が痛くなることを指しています。ごく最近、講演のために大分県に行った際に、こんな湯あたり症状を目の当たりにしました。

講演を無事に終え、東京へ戻る飛行機の出発まで少し余裕があったため、同行していた方と空港に向かう途中にある別府温泉に立ち寄りました。

日頃の浮世の垢落としをして、心地好く帰路に就くため空港に到着。出発前に用足しに行こうとトイレに入ると、なんと彼が洗面所で何か薬を飲んでいるのです。

事情を聞けば、温泉に長時間つかっていたら頭が痛くなり、空港までのタクシーの揺れで気分が悪くなり吐き気もしてきたそうです。最近同じような頭痛が休日にも出ることが多かったため、奥さんが愛用している市販の頭痛薬を持ってきており、それを飲んでいたのです。

そう、彼の湯あたりの頭痛は、まぎれもなく片頭痛だったのです。

せっかくの彼女との温泉旅行が、このような湯あたり頭痛で台無しにならないためにも、温泉に入る前に、少し茶菓子を食べさせてあげるなどの細やかな気配りが必要でしょう。

標高の高い山

さて、日頃の喧騒を抜け出して、何もさえぎるものがない眺望を楽しみつつ、清々しい空気を満喫できる登山。夏山、冬山を問わず密かなブームになりつつあります。彼女との登山を計画したい男性も多いはず。しかし、この登山も山を選んで行かないと、片頭痛持ちの彼女を苦しめる危険スポットになるのです。

標高の高い山は、頂上に近づくにつれて酸素濃度が低下します。これが脳の血管を緩めて、時に片頭痛を起こす原因になってしまうのです。

高山病をご存じでしょうか？　標高の高い山に登っている途中で、頭が痛くなったり身体中の力が入らなくなったりして、結局、頂上を極めることなく断念して下山してしまう状態（病）を指します。

同じように登っていても、高山病になる人とならない人がいます。高山病になりやすいのは、脳の血管が緩むことで血管周囲のセンサーである三叉神経が敏感になる人。そう、まぎれもなく片頭痛の要素を持ち合わせた人なのです。

したがって片頭痛持ちの彼女との、霊峰・富士登山などはもってのほか。

また、ライオン顔の群発頭痛持ちの女性を彼女に持っている貴方も要注意。群発頭痛の起こっている期間や、特に起こりやすいとされている春先や秋口などの季節の変わり目には、気圧の低い高山への登山は絶対に避けなければならないのです。

どうしても登りたいならば、関東圏なら高尾山、関西圏なら生駒山ぐらいのほどほどの標高で、景色を満喫できるような山を選ぶのが無難でしょう。

お花見・紅葉狩り

しかし、このような標高の登山には、桜の満開になる春先や深紅の紅葉が見られる秋口などの時期が選ばれやすいものですが、これは片頭痛持ちの彼女と行動するにはあまり好ましい時期とはいえないのかもしれません。

これまでも、片頭痛は脳が光や音、もしくはにおいに対して過敏に反応して起こる頭痛であると述べてきました。

片頭痛は、じつは脳内物質であるセロトニンも関係している病なのです。先にも少し述べましたが、この脳内物質のセロトニンの大部分は小腸の中にあり、脳内にあるのはごく数パーセントであるといわれています。

すなわちセロトニンは、小腸内で合成され、それが血液中の血小板という止血作用のある物質内に蓄えられて、脳に運ばれるのです。

このセロトニンの合成には、皮膚から吸収される太陽光線が必要であるとされています。したがって真冬のどんよりした天候のもとでは、セロトニンの合成はやや低下気味です。しかし春先に太陽の光が戻りだす頃、ちょうど冬着から春の薄手の服装をまとうようになってくることも手伝って、増加し始めるのです。

三寒四温とも表現されるように、まだまだ気候の定まらない春先には、セロトニンの合成も不安定で変動的といえます。そのため、セロトニンの変動に敏感な片頭痛の患者さんは、肉体的にも精神的にも不安定になりがちです。

ちょうど、みんなが浮かれ気分のお花見の時期。にもかかわらず片頭痛持ちの人は、何となく毎日頭が重いとか、気分が滅入るなど、マイナス思考に偏りがちなのです。

さらにこの時期、学生は進級や進学、社会人も異動や転勤など、環境の変化が大きい時期です。この時期に、周辺の環境に大きな変化が生じたり、何かややこしい問題に直面したりすると、一気にうつ傾向が生じたりすることもあるので、要注意なのです。

春先は、あまり長時間外出せずに、さっさと帰宅して睡眠をよく取ること。人の世話や、ややこしい仕事は引き受けず、時には利己主義になることも片頭痛予防のためには必要でしょう。

ですから、みんなが浮かれ気分でいる花見などに、片頭痛持ちの彼女とは行かないほうが無難なのです。

秋口の環境の変化は春ほどではありません。ですから紅葉狩りは、春先の花見ほどの危険性は少ないのですが、季節の変わり目であることには違いなく、セロトニンの合成が不安定な状態が生じやすいのです。

また、台風など低気圧の発生しやすい時期でもあるので、彼女の状態をよく観察して行動しましょう。

デパート

たいていのデパートは、いちばん人が集まる1階に化粧品売り場が設けられています。煌々《こうこう》とした照明の下で、数種類の化粧品の複雑に入り混じった香りが漂い、そしてときどき流れるしつこいまでの宣伝アナウンス……。そんな環境が片頭痛持ちの女性にとっていいはずがありません。

ではデパートに彼女と行ってはいけないのか？　といえば、そうではありません。

ある片頭痛の女性の話を紹介しましょう。

都内の大手デパートの化粧品売り場に就職した彼女は、先に述べた悪条件のもと、当然のように毎日、片頭痛に悩まされるようになりました。結局、耐え切れず、私の診断書をもとに配転願いを出しました。無事、静かな婦人服売り場の担当になった途端に、片頭痛もあまり出なくなったそうです。

つまり、デパートも絶対に行ってはいけないのではなく、売り場を選んでウインドウショッピングを楽しめばいいのです。

＊

以上、片頭痛持ちの彼女とのデートに、絶対に避けたほうがいいスポットを長々とご紹介してきましたが、これでは、デートする場所を選ぶのにも頭を悩ませてしまうでしょう。

総合的に考えてみますと、片頭痛持ちの人は、光や音、もしくはにおいの刺激の強い場所、そして人ごみや高い山など酸素の薄い場所が、ふつうより苦手であることがおわかりいただけると思います。こうした悪条件さえ覚えておけばいいのです。

Chapter

3

「隠れ頭痛持ち」はこうして見分ける

さて、このあたりまで読み進んでくると、頭痛持ちの貴方であれば、「そうそう、そのとおり！」とうなずいていることでしょう。

今まで自分が頭痛持ちだとは自覚していなかった、あるいは頭痛持ちの女性をゲットしたいと目論んでいた男性諸君は、「ひょっとして自分も頭痛持ちでは!?」「自分は頭痛家系の生まれでは!?」と心配し始めた人もいらっしゃるかもしれません。

特に片頭痛は、女性に際立って発症することが多いのですが、男性の場合は仮に片頭痛の家系であったとしても、あまりはっきりとした症状として頭痛が現れない、いわゆる「隠れ片頭痛」であることが多いのです。

また、たとえ発症していたとしても、一年に数回もしくは1回あるかないかで、しかも程度が軽いために、本人も片頭痛と自覚していないことも多いのです。

そこで、「自分も片頭痛持ちかもしれない？」といった不安をお持ちの方のために、この章では、片頭痛や緊張型頭痛、もしくは群発頭痛の素因があるかないかを即座に判断できるよう、それぞれの頭痛体質の特徴について述べていきましょう。

「隠れ片頭痛」体質の人の幼少時からの特徴

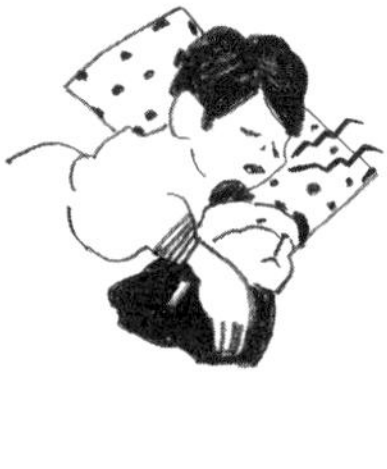

片頭痛体質の人には、子どもの頃から際立った特徴（性格や行動）があります。その大部分は脳の過敏性が高いことに端を発していると思われます。

それでは、子どもの頃からの特徴を少しご紹介しましょう。

“熱を出してけいれんを起こしたことがある”

これは、脳の過敏性の高い子どもが、熱の刺激によりけいれん症状を起こしやすいことに関連しています。たいていの小児科医は「よくあること」として問題はないと、気に留めていないかもしれません。

”寝入りばなに一瞬ピクリと動くことがあった。寝ている最中によく歯ぎしりをした“

これは片頭痛体質である、脳の過敏性の高さが原因で起こる症状です。入眠時には脳が睡眠モードに切り替わるため、脳波検査でも異常が出やすいことが知られており、脳の興奮性の高い片頭痛持ちの子どもは、このタイミングでピクリと動いたり歯ぎしりをしたりすることが多いのです。

”乗り物酔いをしたり、腹痛や自家中毒を起こすことがあった“

片頭痛（体質）の子どもの脳は、乗り物の揺れを敏感に感じ取ることが多く、遊園地のジェットコースターなどの絶叫マシーンを極端に嫌う傾向が強いようです。

これは、片頭痛（体質）の子どもは、お腹の中のセロトニンの不安定さを敏感に感じ取るために起こる症状です。子どものうちは、脳の中のセロトニンが支配する神経の発達が未熟なため、頭痛はあまり感じず、むしろ腹痛を訴えることのほうが多いのです。

また、子どもでよく自家中毒（周期性嘔吐症）になりやすい子がいます。これも片頭痛予備軍の子どもに多く、極度に緊張したあとのホッとしたときに副交感神経が優勢になるため、運動会や学習発表会などの当日の夜間や、翌日の休校日に起こりやすいといわれています。

ちなみに運動会に関しては、本番のあとよりも、むしろその直前に行われる予行練習後のほうが、頭痛が起こりやすいようです。予行練習で教師からああだこうだと指示されたり、たしなめられたりするため、本番以上に緊張の度合いが激しいのかもしれません。

❞血圧が低く、朝が苦手で、寝起きが悪かった❝

片頭痛は脳を含めた全身の血管が拡がり気味になる病気のため、一般的に血圧が低い傾向が強く、とりわけ朝は苦手です。寝起きが悪く、特に女性は朝に機嫌が悪くなることが多いようです。

❝「変わっている」と言われたり、落ち着きがないと思われることが多かった❞

片頭痛の子どもは脳の過敏性が高いため、頭がよいのか、突拍子もないことをしたり変わった行動を取ったりすることが多いようです。時にびっくりするような上手な（斬新な）絵を描いて教師を驚かせたり、突然、奇声を上げたりします。またつねに脳が興奮状態であることが多いため、落ち着きがないと受け取られることもあります。実際、診察室でも、彼らはじっとしていられないことが多いのも事実です。

概して、成人して成功した片頭痛持ちの人の多くは、幼い頃は周囲から「変わった子どもだ」と言われていたようです。別の言い方をすれば、大器晩成型の人が多いのかもしれません。

”こだわり屋、几帳面だった“

片頭痛持ちの女性は、執着気質の傾向があります。ひとつのことにこだわり、けっして譲らず、他人の言うことにはあまり耳を貸さないことが多い反面、非常に几帳面な人が多いようです。まじめで几帳面であるがゆえに、自分の思ったとおりにならないと気がすまないところがあり、これが原因で子どもの頃には〝駄々っ子〟といわれていた人も少なくないようです。

”人ごみや刺激の強いところを嫌う傾向があった“

片頭痛体質の人は幼い頃から、酸素の薄い人ごみの中や閉鎖された空間、またはある特定のにおいを嫌う傾向があります。デパートや映画館などに行きたがらない子どもだったら、まず間違いなく隠れ片頭痛の可能性が高いといえます。

❞春先や秋口など季節の変わり目が苦手だった❝

入学式や始業式などが行われる桜の咲く頃は、昼間はポカポカの春の陽気で、夜はやや肌寒い。こんな季節がいちばん体調が悪かった、あるいは、何となく春はへこみがちでマイナス思考に陥りやすい傾向があったという人。

春は、脳内のセロトニンの変動が大きく、ほぼすべての片頭痛持ちがいちばん苦手とする季節であり、いわゆる五月病の経験がある人は、間違いなく隠れ片頭痛であるといえるでしょう。

また、紅葉の季節は、やはり隠れ片頭痛の傾向のある人には、何となく物憂く、物悲しい季節と感じられるようです。

私の外来診察室には、春先と秋口には必ずティッシュボックスをたくさん置いておくことにしています。なぜなら、この季節に訪れる特に片頭痛持ちの女性は、部屋に入ってくるなりポロポロ涙を流すことが多いのです。しかし、その理由を問いただしても明らかではなく、ただ何となく涙もろくなるようです。

”先回り、先読みをする傾向が強かった“

これは、隠れ片頭痛を持つ人の最大の特徴です。

脳の働きがよすぎるためか、先の先まで読んで行動しようとする傾向が強いのです。人生、予定どおりに行かないことのほうが多いのに、「予定は未定」となることを嫌います。思いどおりにならなかったときが不安なのです。

また、全員ではありませんが、機関銃のように早口で喋る傾向があります。特に怒ったときやエキサイトしたときには、より一層その傾向が強くなるようです。

”耳鳴りがする、異様にまぶしがる傾向があった“

これも隠れ片頭痛の典型的な特徴のひとつ。

脳の過敏性が、側頭葉という聴覚の中枢に及ぶと、キーンと頭の中で音がする耳鳴り、いわゆる「頭鳴」（P170参照）が起きたことがある。また、カメラのフラッシュをたかれたりすると異様にまぶしがったり、数分間、残像が残ることがある。こういった症状は、脳の中のスクリーンである後頭葉が過敏であることの現れです。

また、においにも敏感に反応することが多く、紙粘土や接着剤のにおいが嫌なために、小学校の図工の授業をサボる子どももいるようです。

”アレルギーや小児喘息にかかったことがある“

片頭痛とアレルギー性の病気との関係は、特に子どもの場合には重要です。

アレルギーの際には皮膚が赤く腫れますが、これは血管が拡がり、その部位の血流が増加しているためです。アレルギーによって脳の血管が拡がり、それが原因で片頭痛を引き起こすのではないかと考えられた時代もありました。

また群発頭痛も、頭痛の際に片側の額のあたりが赤く腫れ上がるため、やはりアレルギーが関係するという説もあったのです。アレルギーの際にはヒスタミンという物質が血管内に放出されるため、群発頭痛のことを〈ヒスタミン頭痛〉と呼んだ時代もありました。

片頭痛持ちの人は花粉症や食べ物のアレルギーを持っていることが多いことに、私もたくさんの子どもの頭痛を診ているうちに気づいていました。

また子どもの片頭痛と気管支喘息との合併率の高さについては、諸外国からも多数報告があります。気管支喘息には、気管支に炎症を起こすロイコトリエンという物質が関係しており、このロイコトリエンが脳の血管にも作用して、血管を拡げて片頭痛を起こすのではないかとも考えられているのです。

片頭痛と気管支喘息は、共通点が多い病気です。どちらも、女性の月経時、季節の変わり目、環境の変化などにより悪化することが多いのです。また不思議なことに、気管支喘息の予防薬（ロイコトリエンの作用を弱める薬）が、片頭痛の予防にも有効であることが数年前から海外でも報告されており、私の研究でも確認されています。

したがって、子どもの頃によくアレルギーを起こしたとか、小児喘息に悩んだ人は、普通の人よりも隠れ片頭痛の可能性が高いと思って間違いありません。

日本での気管支喘息の有病率は、子どもでは約６００万人、大人でも約４００万人といわれており、また片頭痛の有病率は約８４０万人と推定されています。どちらも有病率が高く、喘息と隠れ片頭痛もしくは片頭痛の両方を発症している人は少なくないようです。

「隠れ片頭痛」体質の人の症状

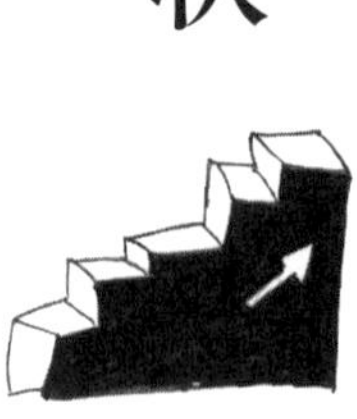

すでに片頭痛を発症しているかもしれない方のために、片頭痛の人に共通する症状についてご紹介します。

土曜日や日曜日に頭が痛くなることが多い

男性の片頭痛患者さんの場合、土曜日や日曜日、もしくは休日に頭痛が起こることが多いようです。これは平日の仕事の緊張が週末や休日になると一気に解けて、副交感神経が優勢となるためで、脳の血管が一気に緩み、血管の周りの三叉神経が刺激されて片頭痛が起こりやすくなるのです。

また、休日にいつもの朝食の時間に起きないで、昼くらいまで寝たりすると、空腹のために血糖値が低下してさらに脳の血管が緩み、頭痛が起こりやすくなります。

このような事態に陥らないためには、たとえ週末や休日でも、いつもと同じ時間に起床し、できれば血糖値を一定に保つように、三食きちんと摂ることがいいでしょう。


あるバラエティー番組で、歌手のEさんとご一緒したことがありました。私が中学生の頃、某製菓会社のコマーシャルソングを歌い、爆発的にヒットした有名な方です。

Eさんは、じつは子どもの頃からひどい頭痛持ちであり、いまも休日や仕事が休みの日曜日に限って襲ってくる頭痛に悩んでいるそうです。Eさんの頭痛はいわゆる、〈Sunday headache　日曜日型頭痛〉で、まぎれもなく片頭痛なのです。

「どうして日曜日になると必ず頭痛が起こるのでしょうか？　どうすれば日曜日に頭痛が起こらなくてすむようになるのでしょうか？」

Eさんは率直な質問を投げかけてきました。

私は、「休日に寝すぎず、三度の食事をきちんと摂ること。そして、休日にもあなたのヒットソングを熱唱していれば、きっと脳の血管も緩むことなく、頭痛も起こらなくなるでしょう」とお答えしたところ、「休日まで歌うのですか……」と照れたような、何とも複雑な表情を浮かべていらっしゃいました。

女性の場合には、仕事をしているOL時代は休日に頭痛が起こりやすいのですが、結婚して仕事を辞めると、多くの人が休日の頭痛は起こらなくなります。

ところが最近では、そういった「休日の頭痛」も変わってきているようで、週末よりもむしろ週はじめの月曜日や火曜日に片頭痛を起こすケースが、若者を中心に増加しているようです。これは、たまった仕事を週末にも持ち帰るなど、仕事モードから解放されていないためではないかと思われます。

痛いときに光や音、においに敏感になったり、頭痛が強くなる

片頭痛は脳の過敏性が高い病気であり、その過敏性のため、光や音、もしくはにおいに対して過剰に反応する傾向があります。

男性の場合には、仕事で長時間パソコンの画面を見ていたり、あるいは仕事が終わったあとにパチンコ店に行き、音や光やタバコのにおいなどの刺激を受けた際に一気に頭痛が起こることもしばしばあります。また、帰宅後に部屋を暗くしてテレビを見ていたりすると、朝起きていきなり片頭痛が起こることもあります。

以前、テレビのアニメーションの過激な光の刺激で、見ていた子どもたちがバタバタと倒れて問題になったことがありました。

倒れた子どもは、強い光の刺激に過剰に反応したわけです。もしかしたら片頭痛の要素を持った、隠れ片頭痛の子どもたちだったとも推測されます。これは、片頭痛体質の脳の過敏性を如実に示す出来事といえるでしょう。

子どもに限らず、大人でも蛍光灯の照明を嫌って白熱球の間接照明を好んだり、夜間の運転で前の車のテールライトや対向車のヘッドライトが異様にまぶしく感じたり、あるいは夜間の運転でもサングラスをかけたくなるような人は、隠れ片頭痛の可能性が高いのです。

患者さんの中には、夜に信号の点滅を眺めているだけでも気分が悪くなり、頭痛がしてきたという方も過去にいらっしゃいました。

痛いときに下を向いたり、階段を上がるだけで頭痛が強くなる

片頭痛のときには、脳の血管周囲に神経の炎症たんぱくが出てくるため血管が腫れ上がっており、少しでも動くと痛みが強くなります。

痛いときには光や音の刺激もつらいので、大人の場合、テレビや電気を消してカーテンを閉め、暗くして動かずにじっと寝ていることが多いようです。しかし、子どもの場合には痛がって暴れることが多いのです。これは、大人にもまして片頭痛の際に

脳が暴れ狂うためなのです。

痛いときに吐き気がある。時には吐いたり、下痢をする

片頭痛の情報は、大脳と脊髄の境目あたりにある脳の脳幹部から出る、三叉神経の大もとである〈三叉神経核〉という部分から、脳幹部を大脳のほうへと向かって進行していきます。この際に、脳幹部にある吐き気の中枢を刺激します。そのため片頭痛が起こるときには、必ずといってもよいほど吐き気がしたり、ひどい場合には吐いてしまうのです。

この吐き気の中枢は衝撃に弱く、たとえば頭をひどくぶつけたときに吐き気がすることがありますが、これは大脳が揺さぶられることでその付け根にある吐き気の中枢が刺激されて起こるものです。

また、女性や子どもの場合、頭痛とともに下痢をすることがしばしばあります。これは、片頭痛の際に、脳の中だけではなく小腸内のセロトニンも不安定になるために小腸の粘膜の血管も拡がってしまい、その結果、吸収不良を起こすためだと考えられています。ときどき、緊張するとお腹が痛くなったり下痢をしたりする人がいますが、このような人は、まぎれもなく隠れ片頭痛の人だといえるでしょう。

頭痛は4日と続かない！

脳の神経細胞は、ほんのわずかな瞬間の刺激でもすぐに興奮して暴れだし、頭痛に変えて表現します。そしていったん暴れだすと、約3日間その興奮を引きずる性質があります。逆にいえば、片頭痛はどんなに長くても4日以上は痛みが続かないという性質があるのです。

ただし例外もあります。女性の月経前後に起こりやすい月経関連の片頭痛には、この瞬間の脳の興奮に加えて、約3～5日間続く女性ホルモンの変動が大きく関係しているため、5日間ほど続くこともあります。

この5日間の頭痛のつらさとそれに伴う機嫌の悪さは、尋常ではありません。男性はこの女性特有の月のものがないため、このようなタイプの片頭痛を経験することはありませんが、その被害にはときどき遭っていませんか？　そのときのことを考えると、この頭痛はかなりつらい状態であることは想像できます。

余談ではありますが、最近、男性にも「オンス」（?）という性周期があるという説もあり、男性にも女性同様、更年期があるとされているようです。50歳を過ぎた私も、最近やたらと気が短くなったのは、このせいでしょうか!?

「隠れ緊張型頭痛」の人の症状

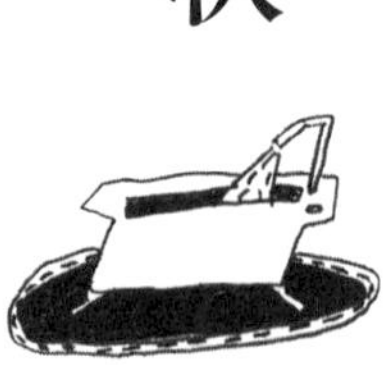

緊張型頭痛は最も多くの患者さんがいるとされていますが、その理由は日本人に肩こりが付きまとうためとされてきました。

しかし肩こり症状は、片頭痛の起こる前触れとしても現れるものです。したがって、肩こりから来る緊張型頭痛と診断されている人の中にも、少なからず片頭痛の人がまぎれ込んでいるだろうと、われわれは考えています。

そこで、純粋な緊張型頭痛の症状についてご紹介しましょう。

大きな支障はない

頭痛はあたかも〝孫悟空の輪っか〟のように、毎日頭全体が締め付けられるように痛みます。しかし、痛み以外には、吐き気（時には吐いてしまうことも）や、動くとどんどん痛みが強くなるようなことはあまりなく、日常生活や社会生活に特に大きな支障はありません。

「今、痛みますか？」と問いかけると、にこりと笑いながら「今日は痛いです」と答えられますし、痛いときでもふつうに歩いて病院に行くことができます。

夕方4〜5時くらいから痛みだす

典型的な場合には、毎日仕事の疲れがたまってくる夕方4〜5時くらいから頭が痛くなってきます。しかし、伸びをするなど、少し体を動かしたり、ストレッチなどの軽い運動をすると、痛みが緩和します。

アルコールで痛みが和らぐ

頭が痛いときにお酒を飲むと楽になります。これはアルコールで筋肉内の血管が拡がって血行が促進されるために、痛みが軽快するからです。

入浴すると痛みが和らぐ

これは飲酒同様に筋肉内の血管が緩み、血行が促進されるためです。片頭痛の場合は全く逆で、飲酒や入浴によって脳の血管が緩み、血管周囲の三叉神経が刺激を受けるために痛みが強くなります。

精神的なダメージを受けると頭痛が起こる

たとえば彼女にフラれるなどのショッキングな出来事が引き金になって頭が痛くなり、その状態が数日続きます。しかし、頭痛の程度が、日を追うごとに強くなっていくことはありません。

以上のような症状があれば、緊張型頭痛である可能性が高いのですが、純粋な緊張型頭痛の患者さんは、あまり病院にいらっしゃることはありません。なぜなら、緊張型頭痛は痛み以外の症状はあまり出ず、また動いているうちに楽になるので、通常の市販の頭痛薬でも十分に治るからです。

しかし、肩こりがあまりに強いと、その印象ばかりが強いため、頭痛と肩こりの症状しか医師に伝えません。痛み以外の片頭痛の典型的な症状である吐き気や、光・音に対する過敏性などを言い忘れる人も多く、また一見頭痛とは関係なさそうな症状であるため、伝えないことも多いようです。専門でない医師が緊張型頭痛と診断しても、やむを得ないかもしれません。

頭痛以外の症状があるかないかを、よく確認して受診するようにしてください。

「隠れ群発頭痛」の人の症状

ここでは、自分が群発頭痛かも？ と気になる人に、その典型的な症状と予防策について述べます。

季節の変わり目に痛む

春先や秋口などの季節の変わり目に毎晩、就寝後1～2時間すると、片目の奥を火箸でえぐられるような痛みで目が覚めることがあります。

このような頭痛は1時間くらいで治まり、翌朝は何ともありません。「何だったのだろう？」と思いつつも、夜になるとまた前夜と同じように痛みだします。

このようなことが長くて2カ月間ほど、毎日続きます。痛いときには鼻水が止まらなかったり鼻が詰まったり、また、痛い側のまぶたが下がり涙が出ます。そして額のあたりがオレンジの皮のように何となく赤みを帯びて腫れぼったい顔つきになるなど、風邪を引いたときや、花粉症の極期のような症状が、一過性に出ます。何とも不思議な頭痛なのです。

痛いときには、のたうち回って暴れ、じっとしていられない状態になる

前述したように、この頭痛を持っている人は、若い男性はもちろんのこと、女性患者さんの場合にも、お付き合いしている間に一度は自分の頭痛の最中の状況を、相手に見ておいてもらうようにお勧めしています。はじめて見た相手が、あなたのあまりの痛がりように驚きおののいて、逃げてしまうこともあるからです。

しかし、こういう状態は1時間ぐらいで治まりますので、あなたの周囲にある壊されては困る大切な置物などは、この頭痛の期間だけはベッドの近くから持ち去り、別の場所に置いておくことをお勧めします。

ライオンのように凛々しく、肉食系である

群発頭痛の男性は厳《いか》ついライオン顔で、どちらかというとエリート社員で、かつ、たくましい肉食系の人が多いのですが、これに関しては自己評価は危険であるため、彼女に評価してもらいましょう。

色白のナヨナヨした草食系男子で群発頭痛持ちという患者さんには、今まであまり出会った経験がありません。

この頭痛は症状が治まったとしても油断大敵です。頭痛がないからと油断して、深夜まで飲酒したり喫煙したりなど、夜遊びに興じ続けていると、いつ頭痛が起こり始めるかわかりません。

最後の頭痛が去ってから、最低でも2週間から1カ月間の間は頭痛がぶり返しやすい状態が、水面下でくすぶっています。この間は聖人のような生活をしなければなりません。すぐに性人（？）に戻らないように注意しましょう！

Chapter

4

頭痛女子と暮らすためのトリセツ

頭痛女子との結婚式

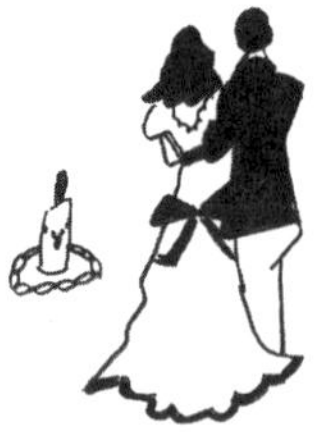

結婚式の準備は大変

数々の難関を突破して、晴れて片頭痛持ちの彼女を見事ゲットした貴方。目の前には、人生最大のイベントとでもいうべき結婚式が控えています。

彼女のドレス合わせ、式場探し、招待状書き――。そして、そのあとの新婚旅行の行き先選びなど、楽しくも多忙な毎日を送らなければならないでしょう。

通常のカップルでも、この結婚式までの間に最低でも1回や2回ぐらいは、招待者選びやその席順決め、式次第のアレンジなどを巡って喧嘩をするのが通例であり、これは何も不思議なことではありません。

しかし、花嫁が片頭痛持ちとくれば、この喧嘩の回数も一気に増加する可能性が高いことを覚悟しておいてください。片頭痛持ちの女性はこだわりが強く、式に関しても何にしても注文が多いのですから。

また最近流行のホテルの結婚式パックなどは、絶対にやめておいたほうが無難です。貴方にしてみれば、〝どうでもいいこと〟に、彼女はいちいち注文を付け、式場の係の人を困らせてしまうかもしれないので……。

かといって彼女のこだわりを満たすべく、その都度特別に注文していると、限られた予算をはるかに超えた費用が必要になります。貴方にも予算というものがあるでしょうし、捕らぬ狸の皮算用ではあるまいし、ご祝儀を目当てにするわけにもいきませんよね……。

とにかくこんなときの片頭痛持ちの女性は、ひと言でいうなれば、「細かい！」のです。

しかしここで貴方がキレてしまっては、今までの苦労が水の泡。これも、美人で聡明な片頭痛持ちの彼女を娶《めと》るためにクリアしなければならない最低条件とあきらめて、ここはひとつ借金をしてでも彼女の機嫌を損ねないよう、可能な限り彼女の希望をかなえてあげましょう。

結婚式当日は大丈夫

私の外来を訪れる片頭痛持ちの女性たちの誰もが、結婚式に際して一様に心配されるのは、〝結婚式の最中にひどい片頭痛が起こらないだろうか？〟ということです。

患者さんの体験談から申し上げますと、結婚式の最中にひどい片頭痛を起こした人は今まで一人もおられません。また前日に片頭痛が起こり、結婚式当日が台無しになった方もいらっしゃらないのです。

なぜなら人生最大のイベントを控え、前日ぐらいから彼女は、式を滞りなく終えることができるかどうかという不安と緊張状態が持続しており、交感神経は張り詰めた状態。脳の血管もキューッと締まりっぱなしが続いているからです。

式の当日は早朝から髪結いや着物の着付け、さらには両家の親族への挨拶回りなど、食べ物をろくに口にせずに忙しく走り回り、血液中の糖分はやや低下気味です。本来ならば脳の血管は緩んでしまうような状況なのですが、それ以上に緊張状態による交感神経の高まりのほうが優先するため、脳の血管は何とか緩まずに踏みとどまっているのです。

結婚式当日の夜が危ない

いよいよ式が始まり、私の言いつけどおり、乾杯のシャンパンや赤ワインは飲んだふりをして、なんとかその場を笑顔で取り繕う片頭痛持ちの花嫁。

式もたけなわ、取って付けたかのごとく、その場を持たすかのように行われる友人たちのありがたいような、時に迷惑な余興の唄。ほろ酔い加減のためか、狂った音程でカラオケボックスにでもいるかのごとくがなりたてる歌声に、音に過敏な片頭痛持ちの彼女の脳はホップ！

続く、しゃれた演出で薄暗くした式場内のテーブルに飾られた多数のキャンドルに火をつける、キャンドルサービスの揺らめく炎とろうが燃えるにおいに、敏感な彼女の脳はステップ！

式もクライマックスに差しかかり、花婿、花嫁から両家の両親への花束贈呈。脳の血管は締まりっぱなしであったところ、感極まって泣いてしまった彼女。その脳は、仕上げの大ジャーンプ！

涙ぐみ、その涙を拭いて列席者を見送り、やっと式が終わったとホッとして我に返った瞬間に、頭がうっすら痛いことに気づくものの、時すでに遅し。じつは泣いているときには交感神経が高ぶっているために、脳の血管はキュ－ッと締まっているのですが、泣きやんだあとにはその反動で一気に緩み、血管周囲の三叉神経が刺激されて片頭痛が起こるのです。

これを〈Crying headache　泣き頭痛〉と呼んでいます。この「泣き頭痛」は、お葬式のあとにも起こることが多く、たいていの片頭痛持ちの人は、葬儀で大泣きした直後やその翌日に片頭痛を起こして寝込んでしまうことを経験しているのです。ただし、本人ですら、式の疲れが出たためと認識していることが多いようです。

結局、結婚式の終わったその夜。貴方は彼女のひどい頭痛の介抱と彼女の嘔吐物の処理で終わってしまい、甘いはずの初夜が台無しになってしまう可能性も高いかもしれません。

生涯一度（?）の結婚式で、こんな悲惨な目に遭わないために予防線を張っておくべきでしょう。

彼女がもしも病院からトリプタン製剤という片頭痛の特効薬を処方されていたら、必ず持参しておくか、もしくは医師に相談のうえ、式の始まる1時間くらい前にこっそり前もってこの薬を服用させておくのもよいでしょう。

このトリプタン製剤は、痛みが出始めてからの服用が原則ですが、ある特定の状況で片頭痛が起こる確率が高いと予想されるときには、あらかじめ服用することもあります。

たとえば、私の患者さんの客室乗務員たちは、フライトの際にひどい片頭痛の発作に悩まされることがしばしばあるようです。その大きな理由は二つあります。

一つ目は、先にも述べたように航空機内は気圧が下がっているために、脳の血管が拡がり、血管周囲の三叉神経を刺激しやすいこと。

二つ目は、彼女たちは、髪の毛が垂れてこないように後ろでギューッと髪の毛を束ねていること。つまり、つねに髪の根元の頭皮が引っ張られた状態にあるため、頭皮の下にある後頭神経が刺激された状態にあるのです。この後頭神経は、脳の中で三叉神経と情報交換をしているため、髪の毛がつねに引っ張られた状態は間接的に三叉神経に刺激を与えてしまい、片頭痛を起こしやすいのです。

これを、アメリカで1950年代に流行ったポニーテールという髪型にちなんで、〈Ponytail headache　ポニーテール頭痛〉と呼んでいます。

こんな片頭痛の起こりやすい状況の中で万が一、月経が重なった際には、フライトの1時間前に、長時間作用するトリプタン製剤（ナラトリプタン：製品名アマージ。錠剤）を服用することを勧めています。彼女たちの証言によれば、この服用を慣行することでヨーロッパやアメリカへのロングフライトでも、痛みが出ることはないそうです。


片頭痛は一度起こると、2〜3日は続きます。ですから、片頭痛持ちの彼女に結婚式の翌日から新婚旅行を計画することは、避けたほうが無難です。特に飛行機での海外旅行など、もってのほか。片頭痛の起こっているときに気圧の低い機内へ連れ込むなど、まさに火に油を注ぐようなものです。最低でも1週間は間をおいてから旅立つことを、ぜひお勧めします。

大笑いのあとに頭痛が起こることもある

ついでに、「泣き頭痛」に限らず、大笑いしたあとにも片頭痛が起こることも付け加えておきましょう。

腹を抱えて、息が詰まるくらい大笑いしたのちに、ガーンと頭痛が始まることがあり、これを〈Laughing headache 笑い頭痛〉と呼んでいます。大笑いしているときには、やはり交感神経が高ぶっており、笑い終えて我に返ったときに一気に脳の血管が緩むことがその原因とされています。片頭痛持ちの方は、結婚式の二次会での余興などで面白くて大爆笑するときにも、ある程度の自制が必要なのです。

頭痛女子との結婚生活のトリセツ

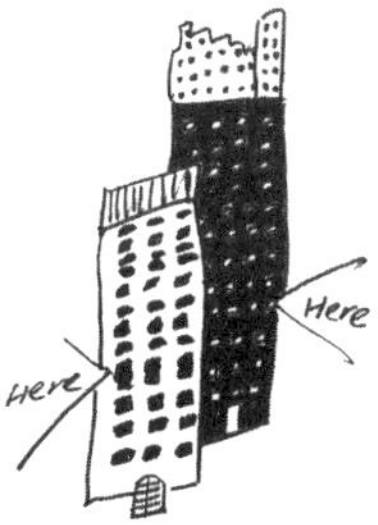

さて、ありとあらゆる難関を無事すり抜けて、見事ゴールへこぎつけた男性のみなさん。今後の結婚生活も無事に過ごしたいでしょうし、こんなはずではなかったと後悔して我慢の人生を送るのもつらいでしょう。

別れようにも、先立つものがなければそうは簡単には事が運ばないご時世です。したがって、頭痛持ちの彼女とうまく、賢く、無難に暮らしていくための最低限の注意事項＝トリセツが必要となります。よく目を通しておいてください。

トリセツ

6

マンションは中層階がお勧め。カーテン選びにも配慮を

まずは、ふたりの愛の巣となる新居が必要です。この住まいに関しても事前の知識がないと、すぐに引っ越さなければならない羽目になりかねないので要注意です。

最近、都心では高層マンションに居住するのがトレンドになっています。彼女とのふたりきりの甘い新婚生活。当然ながら、眺望のよい部屋で、絶景の夜景をおつまみに、ふたりでワイングラスを傾けながら愛を語らう……そんなシーンを連想する貴方は、まず間違いなく高層階を選びたくなるでしょう。

でも、そんな甘い夢を壊すようで恐縮ですが、高層階を選ぶのはやめるべきです。

●地震時の揺れが大敵

なぜなら、最近の高層マンションは、地震に対しての耐震構造として柔構造を取っているので、万が一の際には、激しくグラグラと揺れるのではなく、何となく周期的にユッサユッサとゆっくり長く揺れる場合が多いのです。この周期的な揺れが、片頭

痛持ちの彼女にとっては大敵なのです。ですから、彼女のことを思えば、中層もしくは低層階に住むのがいいでしょう。

●エレベータの気圧が問題

もうひとつ、高層階を避けなければならない理由――それは、一気に高層階へと駆け上がるエレベータです。数十メートルを一気に上昇する際に生じる気圧や圧力差をも片頭痛持ちの女性は敏感に感じ取り、部屋にたどり着くなり、頭痛とともに吐いてしまうことすらあるのです。

●光がまぶしい

高層階は、当然のことながら周囲をさえぎる建造物は少なく、太陽光線がふんだんに室内に侵入してきます。日当たりが最高の部屋もまぶしい光を嫌う傾向のある片頭痛持ちの女性にとっては、毎日が地獄の環境となるかもしれません。

また、たいていの新築のマンションの壁紙は白色であり、太陽光線をもろに照り返すため、頭痛のない人でも目を覆いたくなるほどまぶしいもの。

実際に私の患者さんで、高層マンションの40階に引っ越した途端に毎日、片頭痛に悩まされるようになり、耐えかねた彼女はわずか1カ月で下層階へと転居せざるを得なかったという話もあるのです。

また、ある片頭痛持ちの女性がマンション探しで不動産屋さんと物件を回っていたときのこと。

彼女はもちろん、まぶしいのが苦手で、いつもはサングラスを持ち歩いていたのですが、その日に限って忘れてしまったのです。取りに戻る時間もなく、仕方なくマンション巡りをしていたのですが、ある新築物件の部屋を訪れたところ、新しい真っ白な壁紙に反射したまばゆい太陽光線を浴びた途端に、急に眼の前にギザギザと光が出始め、その後激しい片頭痛が起こり、内覧も早々に退散してきたそうです。

そんなわけで、高層階は避けたほうが無難なのですが、どうしても高層階に住みたいという人は次のようなことに注意してください。

光が入ってくる南向きの部屋は避けて、北向きや東向きの部屋を選ぶのが無難です。壁紙の色合いも、真っ白ではなく、ややくすんだグレイ系のものに張り替えるなどの工夫をしてください。

カーテン地の選択も重要です。太陽光線が苦手なわけですから、がっちりとした遮光カーテンを選びたいところですが、じつはこれがよくないのです。なぜなら、早朝いちばん、カーテンを開けた途端に太陽光線が鋭く彼女の眼に突き刺さります。その瞬間にズッキンズッキンと頭痛が襲い始めるのは目に見えているからなのです。

そんなわけでカーテン地は完全に遮光するタイプではなく、うっすら太陽光線を通すものを選ぶようにしましょう。

片頭痛はひと言で表現するならば、変化を敏感に読み取り、それを頭痛に置き換える。そんな病であるがゆえ、コントラストが強すぎるのがいけないのです。

先ほどの部屋探しの女性のように、片頭痛持ちの女性はサングラスを持ち歩いている人が多いようです。しかし、そのサングラスも何でもいいというわけではありません。真っ黒のサングラスは、しているときには楽ですが、いったん外すとその瞬間に光が目に刺さり、頭痛が起こることが多いのです。

サングラスを購入する際には、薄い赤系のレンズのものがお勧めです。

トリセツ

7

香りの強いものは置かない。照明は白熱電球の間接照明に

においに敏感に反応する片頭痛持ちの彼女と一緒に暮らすには、家の中の小物ひとつにも注意が必要です。

基本は、貴方が選ぶのではなく、彼女に選ばせてあげることです。片頭痛持ちの女性は概してこだわり屋さんが多く、自分の気に入らないものは、たとえどんなに高価なものであろうとも、いつかは処分してしまうからです。

顕著な例では、洗剤の香りひとつにも強いこだわりを示します。最近の洗剤や柔軟剤にはさまざまな香りが入り混じっており、特に雨天時の湿気の多い通勤電車の中は香水やら洗剤やらの複雑な香りで、頭が痛くなる片頭痛持ちの女性が急増しているのです。

したがって、貴方は黙って彼女に生活費を渡しておけばよく、決して余計な買い物はしないほうが無難です。

他にも、室内の照明に関しても細心の注意が必要です。片頭痛持ちの女性は、圧倒的に蛍光灯の光を嫌がります。蛍光灯は短い周波数でその光が微妙にぶれており、片頭痛持ちの彼女は、頭痛のない人にはわからない不快感を抱き、まぶしがります。

したがって室内の照明は、昔ながらの白熱電球による間接照明がベスト。ただし電気代は、蛍光灯よりもかさむことは覚悟しておかなければならないでしょう。

また、就寝の際には真っ暗になるように心がけないといけません。暗闇の中で、うっすら光るものがあることも「頭痛持ち」の女性は嫌います。

トリセツ 8
室内温度や空調にも気を配ろう

夏になると、ときどき頭痛持ちのＯＬさんから、「クーラーが直接当たるデスクで仕事をしていると頭痛が起こるので、なんとかデスクの配置を変えてもらうように診断書を書いてほしい」と頼まれることがあります。

逆に、オフィスが暑いのに、省エネでクーラーの温度を下げてもらえず頭が痛くなったという訴えを耳にすることもあります。

一般的に温度が低いと血管は縮み気味になり、肩から首にかけての筋肉の血流が悪くなります。すると、筋肉中のピルビン酸などの老廃物が神経を刺激して、頭痛を起こします。このような状況で起こる頭痛は、まぎれもなく緊張型頭痛です。

逆に温度が高めのやや暑い状況では、脳の血管が暑さでやや緩みがちになり、血管周囲の三叉神経を刺激して頭痛が起こりやすくなります。これは、明らかに片頭痛です。

つまりは緊張型頭痛でも片頭痛でも、室温が頭痛にかなり影響を与えるということがおわかりいただけると思います。職場ではある程度仕方ないにせよ、せめて家庭では頭痛持ちの彼女のために、なるべく頭痛が起こらないよう、適度な室温を保ってあげるべきなのです。貴方が暑いから、寒いからといって、極端に室温を上げ下げするのは御法度です。

こんな理由もあって、なるべく昼夜の温度差が少ない部屋を新居に選ぶとよいでしょう。マンションでいうと、突き刺さるような夕日が照りつける西向きの部屋は、最悪だと思って間違いありません。

ところで、「血管が拡がって頭痛が起こるなら、血管が縮み気味になる冬場は片頭痛持ちの女性にとって〝よい季節、過ごしやすい季節〟と思ってはいませんか？もしくは「冬場、特に寒い北海道などの雪国では、片頭痛が楽になるのではないか？」と考える人もいらっしゃるかもしれません。しかし、事はそう単純ではないのです。

なぜなら、零度を下回る氷点下の気温の外から帰宅し、暖房のよく利いた室内に入ると、あまりの温度差に脳の血管が一気に緩み、結果、ひどい片頭痛に悩まされることになるのです。これに加え、帰宅後すぐに入浴したり、熱いシャワーを一気に浴びるとどういう結果になるかは、考えるまでもありません。

やはり、片頭痛は極端な温度の変化に弱い病気といえるでしょう。

トリセツ 9

月経前後や排卵日前後には頭痛が起こりやすい

片頭痛持ちの妻を持つ夫として、妻の頭痛の起こりやすいときをきちんと把握しておくことは、鉄則です。しかし、どんなに注意しても避けようがないのが、女性であるがゆえの月のもの、すなわち月経前後と排卵日前後に起きる片頭痛です。

月経前後と排卵日前後には、女性の性ホルモンであるエストロゲンが急激な変動を起こす時期で、その変動や変化を脳の神経が読み取って、頭痛に変えて表現するのです。片頭痛持ちの女性は、まず間違いないといっていいほどこの時期に頭が痛くなります。

さらに、それに伴って脳の中のセロトニンも変動を起こすため、「そろそろ月経かな?」と思われる2～3日前から頭が痛いにもかかわらず、何となくハイテンションになります。ところが、月経が始まるや否や、今度はテンションが下がっていくのです。

この傾向は月経が終了しても2～3日は続くので、月経前後の7～10日は、あまり逆らわず、彼女のつらい状況を理解してあげるようにしてください。

またこのような時期には、たとえ帰宅したときに食事の準備ができていなかったとしても、腹を立ててはいけません。片頭痛の際にはまず、動くことがおっくうになるうえ、においに敏感になり、食材のにおいを嗅ぐだけでも頭痛がひどくなります。また、台所に立ったとしても、下を向いてトントンと包丁を使うことさえも頭に響き、頭痛が強くなるのです。

したがって、食事の準備をしようとしてくれるだけでもありがたいのです。食後の片づけは貴方が積極的に行い、彼女はそっと休ませてあげるぐらいの配慮は必要でしょう。

長年、数万人以上の若い片頭痛持ちの女性を診察していて、ひとつ気づいた点があります。

それは片頭痛持ちの女性が結婚後に妊娠を希望して、ホールインワンを目指して頑張る際に、なかなか狙い撃ちがうまくいかないことです。このことに関してはずっと疑問を抱いており、多くの女性たちから話を聞いた結果、やっと最近その理由が明らかになりました。

先述のように、片頭痛持ちの女性は、女性ホルモンの変動する排卵日前後には必ずといってよいほど片頭痛を起こします。そのため、肝心のホールインワンの可能な日に、「夫が帰宅前に早々に寝てしまった」、「頭が痛くてそんな気分にならない」、「薬を飲んでしまったから、万が一のことを考えて避けた」などの声が圧倒的に多いのです。また、頭痛は振動によってますますひどくなるため、「そんなことをしようものなら、張り倒してやりますよ」と語る勇ましい女性もいらっしゃいました。

こんな状況ではいつまでたってもホールインワンは望めず、その賜物ともいえる子宝も望めません。

そこで私は、妊娠を望む患者さんたちに次のようなお話をします。

われわれが通常、片頭痛に処方するトリプタン製剤という片頭痛治療薬は、万が一排卵日当日に服用しても、妊娠には影響を及ぼさないこと。妊娠が発覚するまでの約1カ月間に妊娠に気づかずに服用したとしても、問題はないこと。さらに、妊娠すると同時に女性ホルモンの変動がなくなるため、片頭痛自体があまり起こらなくなり、楽になること。

この説明で大概の女性は納得して帰られ、その2〜3カ月後には、懐妊の喜びの報告に来られることが多いのです。

男性のみなさんは、彼女が月経の初日から約10〜14日の間（個人差はあります）に頭痛を起こしたら、そこがまぎれもなく排卵日であることを覚えておきましょう。

トリセツ 10

休みの日には片頭痛が起こりやすい

●週末や休日

家のローンのこともあり、しばらくの間は、片頭痛持ちの彼女も仕事を続けることが多いでしょう。そんなとき、疲れた貴方は、週末に彼女の手料理でゆっくり過ごしたい気分になるでしょうが、そんな期待は最初から抱かないほうが賢明です。

週末や休日には、平日の張り詰めた緊張がはち切れるように副交感神経が優勢になるため、片頭痛が起こりやすいのです。

そこで、折角の休日が台無しにならないように、貴方が配慮してあげることが大切です。日頃の疲れから昼ぐらいまで寝ていたい気持ちはわかりますが、美人で聡明な片頭痛持ちの彼女をゲットしたからには、努力を怠ってはいけないのです。

休日の朝は、いつもと同じ時間に起床することが肝心です。そして朝食は貴方が作り、せめて午前9時くらいには彼女を起こすことを心がけてください。

しかし、片頭痛の女性は概して血圧が低いため、朝が苦手！　その不機嫌な態度も我慢して、優しく食卓へと誘いましょう。

その際、マグネシウムをたっぷり含んだミネラルウォーターを用意しておき、寝起きにひと口含ませてあげて、血圧を少し上げて目覚めをよくしてあげるのもいいでしょう。マグネシウムには、脳の血管を安定させて片頭痛を予防する効果もあるので、一挙両得です。

朝食のメニューは、和食系が好ましいでしょう。なぜなら、洋風の食材には、血管を拡げて片頭痛を起こしたり悪化させたりするものが多いからです。

オリーブオイルいっぱいのサラダ、ベーコンにチーズ、さらにオレンジジュースやグレープフルーツジュース、ヨーグルトなどはすべて血管を拡げてしまう成分が入っています。ただでさえ休日の朝は緊張が解けており、脳の血管が緩みやすいので、休日の朝食に洋食は避けたほうがいいでしょう。

一方、和食の食材である納豆やヒジキ、ゴボウには、マグネシウムやビタミンB_2などの片頭痛を予防する成分が多く含まれています。また豚の角煮にも豊富にビタミンB_2が含まれているためお勧めです。コップ一杯のミルクを添えると、さらにビタミンB_2が補給できます。

少し手間がかかっても、たまには早起きして、愛する彼女のために和食系の朝食を準備してあげるよう心がけましょう。

●年末年始

年間で長く休暇が取れる時期といえば、多くの人が大晦日から正月の三が日でしょう。

しかし、このおめでたい正月休みも、片頭痛持ちの彼女にとっては、全くおめでたくない休暇となる可能性も高いので、注意が必要です。

たいていの主婦は、大晦日には一年のたまりにたまったほこりを落とす大掃除や年賀状の宛名書き、さらにはおせち料理作りと息つく暇もないくらいバタバタと駆け回り、緊張の連続です。したがって元日の朝までは、脳の血管は締まり続けているのです。

そして元日の朝。やっとゆっくりできると思って昼近くまで寝ていると、起きた途端に激しい頭痛と吐き気に見舞われ、結局三が日をベッドの上で過ごす羽目になってしまうのです。これが本当の寝正月とでもいうべきか、「悲惨な状況でした」と正月明けの外来でうなだれる片頭痛持ちの主婦は後を絶たないのです。

こんな状況を回避するためにも、一気に年末の仕事を行わずに、12月に入った頃から少しずつ掃除や年賀状の宛名書きを始めるのがいいでしょう。

さすがにおせち料理はそんなわけにもいきませんが、最近では、有名料亭のおせち料理がかなり手頃な値段で買えるので、このような出来合いのおせち料理を利用するのもひとつの手です。その後の頭痛に費やす医療費のことを考えると、それほど高価なものではないかもしれません。

また正月三が日に片頭痛持ちの主婦たちが口をそろえて訴える、頭痛の起こる状況があります。これも日本特有の悪しき（よき？）風習であると思われるのですが、それは年始の挨拶。正月は親戚やご主人の会社の仕事仲間が、大挙して家に押し寄せることが多いものです。

この状況は片頭痛持ちの主婦にとっては、たまったものではありません。主婦はあれこれともてなしの準備に取りかかり、その間、ろくに食事を摂らず、血糖値は低下気味。脳の血管はすぐにでも緩みたい状態にあるのですが、そこは来客に気を遣っているため緊張しており、何とか踏みとどまっています。

しかし、来客たちが帰り、やれやれとホッとひと息ついた途端に、脳の血管は最大限に膨らみ、ズキンズキンと痛み始めます。そのまま三が日が明けるまで寝込んでしまうことも多いようです。

こんな状況を避けるために、逆手に取ってどちらかの実家に正月休みに訪れるのが得策のように思えるのですが、これも要注意です。

夫の実家を訪れる――。これは大概の主婦すなわち嫁にとっては、かなりの苦痛？もしくはストレスであることはほぼ間違いないでしょう。通常では見られないような、嫁姑の一騎打ちが展開されることもあり、正月早々、夫は気が気でないこともしばしばです。

何事もなく、何とか無事にやり過ごし、ホッとした帰りがけの車中で一気に脳の血管が緩み、頭痛が起こるとともに、折角のおせちを全部吐いてしまうようなことが多いのです。

逆に、主婦が自分の実家を訪れる際には、少々パターンが異なります。常日頃の家庭のストレスから解放され、あたかも女子学生時代に戻ったかのような錯覚に陥りがちです。あまりにリラックスしすぎて、実家に滞在中、脳の血管がだらしなく緩み、ひどい頭痛が起こって吐いて寝込んでしまった――などということがあるかもしれません。

●ゴールデンウィーク

5月の大型連休もまた、正月休み同様に片頭痛持ちの彼女にとっては、注意していないと魔の休日となり得る可能性が高く、要注意期間なのです。

睡眠や食事などの生活パターンが変わり、睡眠サイクルや一日の血糖値の変動が異なってくる点は通常の休日と同じです。これが長く続くことにより、日頃の緊張感はどこかへ行ってしまい、脳の血管は緩みっぱなしになります。いわば最悪の期間なのです。

また、季節は春。気圧や気温の変動もまだまだ大きく、脳のセロトニンの変動も大きい時期なので、さらに片頭痛が起こりやすい状況に拍車がかかるのです。

5月の大型連休中は毎日家でダラダラするのではなく、毎日何がしかの、ちょっとした予定を入れておき、前日の就寝前に「明日はあれをやらなきゃいけない」とか、「明日は何時にどこへ行かなければならない」と、段取りを考えて寝るだけでも脳の血管はキュッと締まった状態を維持してくれます。

またOLの場合であれは、ずっと休むのではなく、連休中に1日か2日ごとに出勤するのもメリハリがついていいでしょう。結局寝込んでしまって無駄に連休を過ごすより、よほど有効です。

片頭痛持ちの女性は、ロングバケーションが苦手であることを、ぜひ覚えておきましょう。

トリセツ 11

子どもはまず間違いなく片頭痛持ちか、隠れ片頭痛になる

「子どもはまず間違いなく片頭痛持ちか、隠れ片頭痛になる」と言われたら、「彼女

だけでも、取り扱いに苦労しているのに、さらにもう一人、二人、三人と同じような片頭痛持ちの子どもができたら、大変だ！」と思われるかもしれません。

しかし、そんなことは全く気にする必要はありません。なぜなら、その子どもたちは、必ず頭がいい子どもだからです。

昨今の学習塾に代表される教育関連産業の跋扈《ばっこ》ぶりは、目に余るものがあります。親の弱みに付け込んで、高額な授業料を当たり前のように請求してきます。私が思うに、これほど不確実な先行投資は他にはないでしょう。1カ月の授業料は、下手をすると平均的なサラリーマンの1カ月分の給料ぐらいになることも稀ではありません。世間のみなさんがよく払っているものだと感心します。

でも、片頭痛持ちの女性から生まれた子どもには、こんな先行投資は必要ないかもしれません。親に無駄な出費をさせずに一流の学歴を身につけてくれる子ども。これほどの親孝行はないでしょう。

片頭痛の要素を持つ子どもの特徴については、前章で詳細に述べたので割愛しますが、ひとつ強調しておきたいことは、子どもが「頭が痛い」と訴えたときは嘘だと思わず、すぐに頭痛の専門医に相談することです。

片頭痛持ちの子どもは脳の過敏性が高く（それが頭のよさにもつながります）、あまりに脳が興奮したときには、危険信号として頭痛が起こるのです。この危険信号を無視し続けると、それがこじれて、大人になってもつねに脳が興奮状態になってしまう危険性があるのです。

こうなると、大人になってからもすぐにキレたり、人の言うことに全く耳を貸さないような「変わった人」になってしまいかねません。また、睡眠障害に陥ったり、慢性的に頭痛が起こることになりかねないのです。

子どもの頃に「少し変わった子ども」と言われるのと、大人になってから「少し変な人」と言われるのでは、かなり意味合いが違ってきます。

奥様のような聡明な大人に育ってもらうためにも、子どもの頭痛を放置してはいけないということを覚えておいてください。

トリセツ 12

彼女の体重が増えてきたら、要注意！

片頭痛持ちの女性には、概して食いしん坊、食道楽が多いようです。ある片頭痛の女性は、「目が覚めたらまず寝床の中で、〝朝食には何を食べようか？〟と考えることから始まる」と白状するくらい、食欲旺盛なのです。

これはいろいろな要素が関係しています。

まず、片頭痛の起こる数時間前になると、何となくお腹がすいてくるような空腹感と、あくびが出たり肩が突っ張ってきたりすることが多いようです。これは、片頭痛の起こる予備段階、予兆といわれる症状です。

このとき、血液中の血糖値は減りつつあり、脳の血管は今にも緩もうとしている状態にあります。片頭痛持ちの女性は、この予兆症状のあとにひどい片頭痛が起こることを、身をもって体感しており、そこで少し間食したり甘いものをつまみ食いしたりして血糖値を上げると、脳の血管がスーッと縮み、頭痛も出なくてすむことを学習ずみです。

ただ、片頭痛の起こる頻度が増えてくると、当然それを抑え込もうとして頻繁に甘いものを口に運ぶようになり、挙句の果てに太ってしまうのです。

最近の欧米の研究報告では、膵臓から分泌される、糖分を分解するインスリンという酵素の反応が、片頭痛持ちの女性では鈍っているとの報告がありました。すなわち、食べても食べても糖分の分解が悪いために満腹感が得られず、つねに空腹感が付きまとっているということになります。これでは太りやすいのは当たり前。

貴方は、愛する妻が見るも無残に太ってくるのを何とか阻止しなければならないのです。

そのためには、片頭痛のたびに脳が興奮することに的確に対処すべく、トリプタン製剤を処方してもらうのがよいでしょう。この薬剤は片頭痛の痛みのみを取り払うのではなく、毎回、痛みの水面下で起こっている脳の興奮も抑えてくれるので、この薬を使っている限り、頭痛の回数がそれ以上増え続けることはなくなります。

また、後述するような、片頭痛を放置し続けることによるやっかいな症状と、老後に付き合うことも少なくなるのです。

また、別の研究結果では、頭痛のときにいちばん脳が興奮するタイプの、いわゆる「視覚前兆（痛くなる前に目の前にギザギザと光が出る）のある片頭痛」持ちの女性は、血液中の総コレステロールの値が異様に高いことが指摘されています。

コレステロールは、脳の動脈や心臓に栄養を補給する冠動脈の内壁に蓄積し、〈脳梗塞〉や〈心筋梗塞〉を引き起こすことが多く、特に悪玉コレステロール「ＬＤＬコレステロール」は、その最たる危険因子です。

いずれにせよ、片頭痛の女性の過食傾向は、この総コレステロール値が高いことの一端を担っているものと思われ、本来は命を失うことのない片頭痛の痛みも、将来的には脳卒中などを引き起こす危険性を十分にはらんでいるということなのです。

ですから、彼女が少しぽちゃぽちゃしてきたら、勇気を出して、あえて苦言を呈することも必要なのです。それでもあなたの言うことに耳を傾けようとしない、頑固な片頭痛持ちの妻ならばどうすればよいのでしょうか？

そんな目にあまる場合には、われわれ頭痛専門医にお任せあれ！　現代医学では、この片頭痛持ちの異様な食欲と片頭痛を一気に減らすようなタイプの予防薬（トピラマート：製品名トピナ）も処方可能です（トピラマートは、日本では片頭痛予防の薬ではありませんが、専門医の判断で治療に用いることがあります）。お困りの際には、いつでもご相談に応じる準備があるので、ご安心を！

トリセツ 13

緊張型頭痛は片頭痛を合併していると見るべき

一般的に「肩こり」のない日本人はいないといわれるぐらい、日本人と肩こりは切っても切れない縁があります。しかし欧米人には肩こりはないといわれています。それはなぜでしょうか？
答えは「肩」の認識の違いにあるのです。解剖学の本を開いてみると、われわれが通常、「肩」と称している部分は首、頸部です。では、本来の「肩」とはどこを指すのでしょうか。じつは、腕の付け根の肩甲骨の突っ張った部分を指すのであり、したがって日本人がいう肩こりは、医学的にいうならば「首こり」なのです。

余談ですが、ショルダー（肩かけ）バッグとは、解剖学的にいうところの肩甲骨にちょっと引っかけるのが正しい持ち方です。
深々と首の付け根まで肩ひもをかけている女性たちのバッグは、むしろネック（首かけ）バッグとでもいったほうが正しいでしょう。ちなみに、某航空会社では、客室乗務員に対してショルダーバッグの持ち方をかなり厳しく教育指導しているそうです。言われてみれば、彼女たちの持ち方は今にも落ちそうなくらい、肩甲骨にちょっと引っかける程度で、実際に見た目にも美しいのです。

話が逸れましたが、「肩がこっていて、頭が痛い」と医師に告げると、すかさず「それは肩の筋肉が突っ張っているために起きる緊張型頭痛ですよ」との返答が返ってくるでしょう。これが今の日本の頭痛医療の現状です。

しかし、片頭痛の場合でも、頭痛が起こる数時間前から異様な肩こり症状が付きまとうことが多いのです。ですから、肩こりだけで話が終わってはいけないのです。その先、頭痛がどうなったのか、吐き気はあったのか、光や音に敏感になったのか、あるいは下を向いただけでも頭痛がひどくなるようなことがあったのかなど、事細かに患者さんから話を聞いて、頭痛の種類を判断すべきなのです。

もうひとつ、緊張型頭痛と片頭痛が混同されやすい大きな要因があります。

それは片頭痛持ちの人が、痛みに対する痛覚や温度感覚もしくは皮膚を抑える感覚（圧痛）などのいわゆる体性感覚が、通常の人に比べて敏感である点です。「片頭痛持ちの女性は概して痛がりである」との海外の報告もあります。

すなわち片頭痛持ちの人は、日本人が一般的に「肩こり」と表現する痛みを、通常の人よりも敏感に痛みとして感じ取っているということなのです。

この傾向は、脳の中のセロトニンの変動が大きくなる春先に特に強くなる傾向があります。この時期には、純粋な緊張型頭痛の患者さんは少なく、ほとんどのケースが、一見肩こりから来る緊張型頭痛のように思えても、じつはどこかに片頭痛の要素を持っていると見て、間違いないでしょう。

どんなにひどい緊張型頭痛であろうと、吐き気をもよおしたり、吐いたりすることは絶対にないことを覚えておいてください。

トリセツ 14

季節の変わり目には要注意！

概して頭痛持ちの女性は、春先や秋口などの季節の変わり目が一番苦手です。特に片頭痛持ちの女性は、脳の中のセロトニンが不安定になりがちな春先は要注意！

この季節に子どもの学校のＰＴＡの役員を引き受けたり、夫の転勤で地方に引っ越すなど、社会環境や生活環境の変化が生じると、一気にうつ傾向に陥っていくのは前述したとおりです。

また頭痛の性質も、一見、緊張型頭痛のような、ダラダラした毎日の頭痛に変化していくことが多いのです。したがってこの季節には、人の世話などを彼女に押し付けたりしないようにしましょう。たまには掃除、洗濯などの家事も引き受けて、彼女を早めに休ませるような配慮も必要なのです。

ライオン顔の群発頭痛持ちの女性の場合は、春先と同様に秋口にも頭痛発作が起こりやすい下地が脳の中に出来上がっているため、この時期は、彼女に風邪を引かせないよう注意してあげる、睡眠を十分に取らせてあげるなどの配慮も必要です。

また、タバコの煙やアルコール摂取で悪化することの多いこの頭痛、せめて頭痛期間が終わるまでは、絶対にこれらを避けなければなりません。彼女がもし群発頭痛持ちならば、せめてこの期間ぐらいは、貴方も彼女の前でタバコを吸ったり、お酒を飲んだりするのは我慢しましょう。

トリセツ 15 片頭痛を放置すると大変！

片頭痛はただの痛みではなく、毎回、頭痛発作のたびに脳の神経細胞が興奮症状を起こし、それに伴って脳の血管の周りに神経の炎症たんぱくがばらまかれるため、目には見えない程度ではありますが、脳の血管が損傷を受けているのです。

この毎回の小さな炎症を放置しておくと、その蓄積が脳の血管の壁にダメージを与えて、脳の血管が詰まってしまう、いわゆる〈脳梗塞〉を引き起こすこともわかっており、またその血管の周囲の脳もダメージを受けやすいとされています。

しかもこのようなことが、通常脳梗塞を起こしやすいとされている60代よりも、さらに若い40代から起こる危険性が高いことが研究報告されていますから、これは片頭痛持ちの彼女を妻にした貴方にとってはただごとではないでしょう。

もしも脳梗塞になってしまい、脳の障害が起きてしまえば、円満な家庭は一気に崩れてしまうかもしれません。

では、片頭痛持ちの彼女が脳梗塞にならないようにするためには、片頭痛に対してどのように対処すればよいのでしょうか？　痛みを頭痛薬で取り払うだけでいいのでしょうか？

もちろん、片頭痛の特徴をよく把握して、極力、彼女の片頭痛の回数が減少するように、貴方自身も協力体制を敷かなければなりません。それでも、月経前後や排卵日前後など、女性特有の片頭痛の起こりやすい日は、妊娠でもしない限り、更年期までは毎月のように訪れます。かといってずっと妊娠しているわけにもいかないので、片頭痛の起こったときの正しい対処法や治療薬を、貴方自身もきちんと知っておく必要があるのです。

片頭痛の起こったときに、一般的には市販の頭痛薬を使う人が多いと思います。市販の頭痛薬や痛み止めの大部分は見かけの痛みのみを取り払い、水面下で起こっている脳の神経細胞の興奮症状は置き去りにしているのです。

当然、毎回の片頭痛発作のたびに起きている脳の血管周囲の炎症に関しても、放置されたままになっています。

この興奮状態の放置により、彼女の片頭痛の回数や程度がだんだんとひどくなってきて、市販の頭痛薬の用法や用量の規定範囲を超えるようになってきたり、飲む回数や量が増えてきたりしたら、すぐに、頭痛専門の医師に相談するのがいちばんいいでしょう。このような患者さんに対して、頭痛専門の外来ではトリプタン製剤と呼ばれる片頭痛治療薬が処方されます。

ここであらためてトリプタン製剤の説明をしておきましょう。この薬剤は通常の頭痛薬とは異なり、片頭痛発作の際に脳の血管周囲に張り巡らされた三叉神経から、炎症たんぱくが放出されるのをブロックすると同時に、膨れ上がった脳の血管を元の大きさに戻す作用を持ち合わせる、いわば根本から片頭痛を断ち切る薬であるといえます。

水道の蛇口にたとえるとわかりやすいでしょう。

片頭痛とは、脳の血管の周りに、水道の蛇口からジャージャーと炎症物質を含んだ水がばらまかれている状態です。たいていの市販の頭痛薬（アスピリン＝アセチルサリチル酸：製品名バファリンAを除く）は、このように水が出っ放しになっているにもかかわらず、その下で水を拭き取る雑巾のようなものです。いくら、早くきれいに拭き取ろうとしても、大もとの水道の蛇口からは水が出っ放しの状態であり、頭痛薬である雑巾は何枚も必要となります。そして、やがて雑巾もボロボロになって拭けなくなってしまうのです。

これは、市販の頭痛薬を規定範囲を超えて何度も飲んでいる間にだんだん効かなくなり、そのうち飲む日数が徐々に増えていき、しまいには毎日頭痛薬を飲むような状況に陥ってしまうのと同じです。

これに対してトリプタン製剤は、炎症の水が出っ放しになっている水道の蛇口を完全に閉めてしまうことにより、片頭痛の痛みを根本から断ち切る――そう考えていただければ、理解しやすいでしょう。

ここで大切なことは、この蛇口を閉めるのに時間がかかってはいけない、ということです。水浸しになってから蛇口を閉めても、炎症の水が時間とともに乾くのを待たなければ、痛みは取れないからです。

したがってこのトリプタン製剤を飲むタイミングは、何となく痛くなってきてから30分以内だと非常に効きがよく、患者さん自身がベストタイミングを習得する必要があります。

しかし、心配はいりません。片頭痛持ちの女性は聡明で頭がいいため、何となく片頭痛が起こりそうな肩こりがしたり、生あくびが出たり、または何となく異様な空腹感が出てくる片頭痛の前段階の予兆期を、十分に学習することが可能です。

トリプタン製剤をタイミングよく飲むことができれば、大もとから炎症を起こすたんぱくがばらまかれるのを防いでくれ、片頭痛との付き合いを快適にしてくれます。

また、トリプタン製剤は、不必要に脳の血管が炎症で損傷することも防いでくれるため、結果として、将来、脳梗塞に陥ることをある程度防いでくれることも明らかになっています。

このような神経の炎症物質がばらまかれ、脳が片頭痛のたびに異常な興奮を繰り返すことを放置していると、脳の血管損傷の他にも、将来、よからぬことが起こるのです。それは、歳を取って片頭痛の痛みを忘れた頃に突如襲ってくる、しつこいめまいや耳鳴り、さらには性格の変化です。

個人的には、たしかに脳梗塞に陥ることも怖いとは思っていますが、この頑固なめまい、耳鳴り、そして性格の変化のほうが恐ろしいやっかいな症状だと考えています。片頭痛の発作のたびに脳が異常な興奮を繰り返していると、歳を取ってからは脳がちょっとした刺激で簡単に興奮するようになり、さらには常時、興奮症状が続くような状態に陥ってしまいます。このために、めまいや耳鳴りなどの症状が出るようになるのです。

めまいは片頭痛のように吐き気を伴い、しかし長くとも3日は続かず、また体を動かすと強くなるなど、頭痛がしない以外は片頭痛と同じような症状を呈します。

さらに、脳が常時興奮するような状態になると、耳鳴りが止まらなくなります。この耳鳴りは、耳に異常があって起こるのではなく、大脳にある側頭葉という、聴覚の中枢のある部分が興奮することによって起こる症状で、正確な医学用語では「頭鳴」と言います。この「頭鳴」について、次のようなことがありました。

ある航空会社の方から、「どこに行っても治らない耳鳴りで悩んでいる若い客室乗務員の女性がいるので、診察してほしい」との依頼がありました。

この女性、大変聡明な女性のようですが、仕事上で何かあると、上司にも強くモノ申すようで、時にカリカリいら立つこともあり、周りの同僚もヒヤヒヤしながら見守っているそうです。

彼女はこの耳鳴りに関して、数カ所の耳鼻科を回ったそうですが、原因不明という診断。うまく付き合っていくしかないと言われていました。

そこで受診時に、「頭痛はありますか?」と聞いてみると、「月経時などに耳鳴りがするときは、少し頭が痛いような気がします。しかし耳鳴りのほうが大きく、頭痛はさほど気になりません」とのことでした。

もちろんMRIなどによる脳の検査では目に見える異常もなく、また耳鳴りも左右どちらかというよりは、脳の中からしているような感じで、いわゆる頭鳴の症状です。そこで、脳の各部分から、どのような状態の放電が起こっているのかを見る脳波検査をしたところ、想像どおり、脳全体があまりにも過敏な状態の波を出していました。

光で少し刺激すると、脳の後ろの後頭葉というスクリーンの部分から、側頭葉という聴覚の中枢のあたりまでが、一気に興奮しだすことがわかったのです。さらに刺激を続けると、この過敏な状態は、前頭葉という、いわゆる人格や性格に関係した中枢にまで及ぶことがわかりました。

彼女によくよく話を聞いてみると、子どもの頃に何度かひどい頭痛があり、何カ所も病院を回って検査を受けたものの「全く異常なし」と診断され、痛み止めを処方されるだけで頭痛は解決しなかったそうです。やがて頭痛は軽くなっていき、むしろ耳鳴りのほうが気になるようになってきたとのことでした。

彼女の症状は、当時の日本の頭痛医療の未熟さゆえの不幸な経過をたどった例です。すなわち彼女は、子どもの頃からひどい片頭痛があったにもかかわらず、それが解決されないために、片頭痛のたびに脳がひどい興奮を繰り返し、脳全体が簡単に興奮しやすくなる下地が出来上がってしまっていたのです。

おそらくこの頭鳴症状や気性の激しさは、脳の興奮しやすさからこびりついてしまったものでしょう。

でも、これだけの脳の高い過敏性を持ち合わせているということは、裏を返せばやはり聡明な女性であることに間違いないのです。

とはいっても、その異常に過敏になっている脳を放置しておくべきではなく、さっそく、脳の興奮性を改善し片頭痛を予防する投薬を開始すると、彼女のやっかいな頭鳴の症状はなくなりました。仕事中もカリカリすることもなくなり、聡明さが前面に出る穏やかな女性へと変貌し、周囲も驚いているとの報告を受けてホッとしました。

再診時に話をうかがうと、「耳鳴りはなくなってあまりイライラしなくなったが、(やはり予想どおり)月経時には片頭痛の痛みが、はっきりとしてくるようになった」とのことでした。

そこで、片頭痛に対する治療薬(トリプタン製剤)であるエレトリプタン(製品名レルパックス。錠剤)を処方しました。この薬は、彼女の脳を興奮しやすい状態に仕上げた元凶、つまり、片頭痛の際に起こる脳の興奮症状を鎮めることができます。片頭痛の起こっているときはいちばん脳が興奮している状態であるため、単なる痛み止めで対処を繰り返すと、水面下の脳の興奮だけが残って、長年の間に彼女のような耳鳴りや激しい性格を作り上げてしまいます。

毎回の片頭痛に対してこのトリプタン製剤で対処していれば、脳の興奮しやすい状態は徐々に治まっていき、毎日の予防薬も必要なくなっていくはずです。

予想どおり、その後、彼女の脳波は改善し、予防薬も減らすことができました。今はエレトリプタンをうまく使いながら、元気にフライトしています。

このエピソードは、片頭痛を放置することの恐ろしさをつくづく物語っています。このように、愛する彼女に頭鳴が付きまとうようになり、夜も寝られず、不眠の挙句に目が爛々と輝き、他人に対して攻撃的な性格に変貌しては大変です。

また、片頭痛を放置していると、歳を取ってから冷静に物事が考えられなくなり、もの覚えも悪くなる結果、最悪の場合、認知症と間違えられるようなことだってあり得るのです。

愛する彼女がこのような状況に陥ってしまっては、大変です！　いちばん悲しい思いをするのは、他でもない、貴方でしょう。

このような状態になってからでも、脳の興奮症状を抑えるような抗てんかん薬を処方することで、ある程度は治療可能です。しかし、長年の間にこびりついた〝お焦げ〟をはがすには、相当時間がかかりますし、完全に取り払うことは不可能なことも多いのです。

彼女と末永く、快適な老後を過ごすためにも、若いときから彼女の頭痛に対して正しく理解し、適切な治療を受けさせることに協力してあげることが何よりも大切なことです。

脅かすようですが、決められた用法や用量を無視して、市販の頭痛薬を長年にわたり使い続けた挙句に、胃の粘膜に潰瘍が発生し、そこにピロリ菌が繁殖して、胃がんという生命を脅かす病に陥ってしまう危険性もあります。はたまた、せっかく妊娠しても、頭痛薬の使用に際しては医師や薬剤師に相談することになっているにもかかわらず、市販の頭痛薬を使いすぎて血液がサラサラ状態になって、妊娠初期にちょっとした衝撃ではがれかけた胎盤を修復する血小板の機能が十分に働かず、流産してしまうこともあるのです。

そんな悲しい結果にならないためにも、頭痛は単に痛みを抑えればよい、もしくは頭痛は我慢すべき病だという間違った概念を捨てて、頭痛持ちの彼女を正しい方向へと導いてあげることこそ、本当の意味での愛情といえるのです。

Chapter

5

こんな病気が
頭痛を
引き起こす!

頭痛持ちの彼女が何だか最近、体調が悪いみたいで心配。あるいは、頭痛の起こる日数が増えたような気がする。片頭痛、緊張型頭痛、群発頭痛それぞれの可能性を考えて対処してみるものの、痛みがいっこうに引かない……。

頭痛持ちの女性は、われわれには想像もつかないほど少しの体調の変化にも敏感に反応してしまうことが多いものです。ひょっとしたら、他の病気が原因となって頭痛が引き起こされたり、悪化している可能性もあります。

私のところを訪れる患者さんの中にも、頭痛の悪化の原因が、本人も忘れていたような子どもの頃にかかった水疱瘡や気管支喘息だったり、花粉症だったりすることがあります。ですから、たとえ症状が軽くても、決して我慢させたり、または多量の市販の薬でごまかさずに、ちゃんと専門医の診察を受け、適切な薬を処方してもらってください。

では、具体的にどのような病気の合併を心配すればいいのか。ここで、主な病気との関連性についてまとめてみましょう。

●鼻の病気や歯のトラブル
●気管支喘息（小児喘息の既往症）
●甲状腺ホルモンの不具合
●帯状疱疹

鼻の病気や歯のトラブル

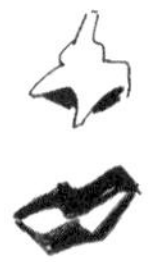

蓄膿症

　鼻の病気といえば〈副鼻腔炎〉、いわゆる蓄膿症は日本人には多い病気のひとつです。この蓄膿症も片頭痛持ちの女性にとっては大敵です。特に風邪を引いたあとに、鼻が詰まった状態が長く続くと、鼻の奥にある副鼻腔という空洞にバイ菌が混ざった鼻汁、すなわち膿がたまってしまうことが多いのです。

　この副鼻腔は、顔の骨の間に主なものだけでも左右合わせて7つあります。ここは、鼻から吸い込んだ空気を肺に送り込む前にいったん取り込む場所です。

　たとえば、寒い冬の日に吸い込んだ冷たい空気が肺や気管支にいきなり流れ込んでびっくりしないように、鼻の孔につながった副鼻腔にいったん取り込んで、ここで空気中のホコリなどを取り去り、適度な湿り気を与えて、体温に近い温度まで暖めてから肺に流し込んでいるのです。

もうひとつの役目は、人間にとってのメインコンピュータである脳を守るクッション的存在です。脳の下面には、大切な太い血管や脳から出る神経が通っているのですが、副鼻腔はここを包み込む緩衝材的な役目をしており、頭をぶつけた際の大きな衝撃が、脳や血管もしくは脳から出る大切な神経に直接加わらないようになっているのです。ちょうど、ガラスや陶器の製品を箱詰めする際に、周囲に詰めるエアキャップのようなものです。

副鼻腔は空気中のホコリなどを取り払う場所なので、当然ながら空気中のバイ菌やウィルスもその鼻汁の中に混じります。それを鼻の孔から排出するのですが、鼻が詰まれば、この膿混じりの鼻汁が副鼻腔の中にたまることになります。これが鼻の粘膜に網目状に分布している三叉神経を刺激して、痛みを出すのが副鼻腔炎です。

三叉神経の別の枝は、回りまわって脳の血管の周りにも張り巡らされているため、この粘膜からの炎症の情報が脳の血管周囲にも伝わり、頭痛を増幅させるというわけです。これでは、脳の血管の周りにある三叉神経が痛みの情報を出し、片頭痛の程度や頻度が増すのも当たり前なのです。

最近の子どもは鼻をかむ習慣があまりないのか、子どもの頃から蓄膿症にかかり、大人になるまで症状が続いている人も多いようです。私が子どもの頃には、青っ洟《ぱな》を垂らして走り回る洟たれ小僧が、あちこちにいたものです。でも、彼らは蓄膿症ではありませんでした。なぜなら、副鼻腔に鼻クソをためずに外に出しているからであり、鼻をかまなくとも、自然に蓄膿症にならずにすんでいたわけです。

ところが昨今の子どもたちは、家の中でテレビゲームをしたり、下校してすぐに学習塾に行ったりするので、外の冷たい空気に触れることがなく、鼻クソが自然に放出されることが少ないのです。じつは、おそらくこんな理由で蓄膿症が増えているのではないかと私は思っています。特に片頭痛を持った子どもが蓄膿症になると、極端に痛みがひどくなり、慌てて病院に連れてくる母親が後を絶ちません。

なかでもいちばん片頭痛が悪化することが多いのが、「蝶形骨洞《ちょうけいこつどう》」という副鼻腔で炎症を起こしている場合です。蝶形骨洞とはいちばん奥にあって、蝶の羽のような形をしています。左右にまたがる副鼻腔で、この部位には三叉神経の三本ある太い枝のうち、二番目の枝が枝分かれして張り巡らされているため、最も痛みをきたしやすい蓄膿症とされています。

プールで潜っていて、鼻の中に水が入ったときにガーンと脳に響くような頭痛が起こることがありますが、それはこの蝶形骨洞に水が入ったときに起こるものです。

風邪を引いたあとに、急に彼女の頭痛が悪化し、鼻声になったらすぐに病院に連れていき、CTスキャンなどの検査をしてもらいましょう。

蓄膿症かどうかは、頭を振ると中の膿がポチャンポチャンと揺れ動いて粘膜の神経を刺激するため、一瞬、頭のてっぺんから後ろに激痛が走るので、簡単にわかります。何回も蓄膿症を起こすようなら、慢性的に免疫力が落ちている証拠です。代表的な素因として、糖尿病の気がないかどうかも調べておいたほうがいいでしょう。

花粉症

〈花粉症〉も蓄膿症と同じように鼻の粘膜を傷めつける病気です。春になると、これに悩まされて気が重くなる方も多いでしょう。

じつはこの私も、30年来の花粉症に悩まされています。

発症した当時は、まだ「花粉症」という病名すらありませんでした。しかも運悪く、大学受験の目前。ある日突然、鼻が全く通らなくなったのです。近所の耳鼻科に駆け込んだところ、原因不明のアレルギーと言われ、処方された薬が、これまた副作用のほうが強力な（?）抗アレルギー薬……。受験当日にその薬を飲んだ途端、今までに経験したことのない異様な眠気と気怠《けだる》さに襲われたのです。合否はいうまでもありません。1年間の予備校生活と学費はすべてむなしく水の泡となってしまったのでした。

あのときの耳鼻科の医師が処方した抗アレルギー薬が、中枢神経を抑えつける副作用の大変強い抗ヒスタミン薬だったと知ったのは、数年後、医師になってからです。

この花粉症も、片頭痛持ちの彼女にとっては油断大敵です。

では花粉症はどうして起こるのでしょうか？　アレルギーを起こすもとになる花粉（アレルゲン）が体内に入ってくると、このアレルゲンを退治するために身体の中で抗体という物質を作ります。この物質が2回目以降に体内に侵入したアレルゲンと戦争を始め、その結果、粘膜の血管が膨れ上がり、鼻づまりや鼻水、目のかゆみや充血症状を引き起こすのです。これが花粉症です。

この戦争の余波は脳の血管にも少し影響を及ぼします。脳の血管がやや膨れ気味になり、片頭痛がひどくなりやすくなります。また、粘膜の三叉神経も蓄膿症と同様に刺激され、脳の血管の拡張に拍車をかけるのです。

しかし、花粉症の彼女は涙目のうるんだ瞳をしており、いつもは気の強い彼女がいちばん愛らしく見えるときでもあるでしょう。治療を勧めるかどうかは、あなたの判断にゆだねることにしましょう。

歯のトラブル

歯のトラブルも要注意です。虫歯一本でも馬鹿にはできません。なぜなら片頭痛がいつもよりひどくなることがあるからです。

じつは歯にも三叉神経の末端の枝が入っており、この三叉神経が刺激されて痛むのが虫歯なのです。

虫歯があまりにひどいと、歯医者さんで「神経を抜きましょう」と言われて、痛い思いをした人も多いと思います。この三叉神経は脳の血管の周りともつながっているので、たとえ一本でも虫歯を放っておくと、片頭痛を悪化させてしまいます。

また、この歯に入っている三叉神経は、後頭部の皮膚の下を左右に走る後頭神経ともつながっています。歯医者さんで歯を治療されたあとで、頭の後ろがドワーンと痛くなるのを経験したことがあると思いますが、これは虫歯の情報が後頭神経に伝わることによって起こる痛みなのです。

ですから、虫歯の一本くらいと軽く考えずに、ぜひ彼女にも早く治療するように勧めてください。そのとき貴方が、片頭痛に対して鼻や歯のトラブルがよくない理由を説明できたら、きっと尊敬のまなざしで見られることでしょう。

気管支喘息（小児喘息の既往症）

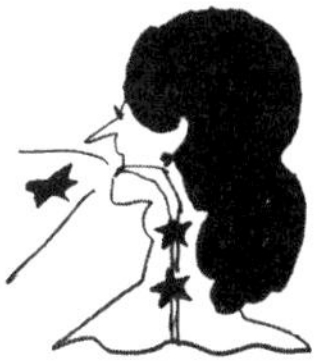

気管支喘息については、片頭痛持ちの人が子どもの頃からの持病として多い病気であることは、前章で述べました。海外の研究報告では、約40％の確率で片頭痛と喘息を持ち合わせているとも報告されています。

みなさんの中にも、「子どもの頃は喘息だったけれど、今は治った」という人も多いと思いますが、喘息は大人になってから再び現れることもあり、油断してはいけません。

特に頭痛持ちの人が子どもの頃に喘息だったという場合、病院で処方された効き目の強い片頭痛の痛み止めを使い続けていると、だんだんと咳込むことが多くなってくる場合がしばしばあるのです。また風邪を引いた際に、風邪薬を飲んでいると咳が止まらなくなることもあり、いわゆる〈咳喘息〉を起こす場合も多いといわれています。

こんなわけで、片頭痛持ちの彼女が痛み止めをたくさん飲んでいるような気配を感じたならば、すぐに頭痛の専門医のところに連れていき、トリプタン製剤を処方してもらうのがよいでしょう。これは、頭痛薬とは異なり、片頭痛の痛みに対する根本的な治療薬だからです。

いずれにせよ、あまりに頭痛薬をたくさん飲んでいると、胃腸障害などの恐れもあり、いろいろな意味で健康によくありません。頭痛持ちの彼女が月に何回ぐらい頭痛を起こすかを数えて、カレンダーに書き込んでおくことも必要です。

彼女の頭痛の回数が1カ月に4~6回ぐらいであれば、まあ平均的。男性であれは1~2回ぐらいであれば許容範囲だと思っていいでしょう。この回数をはるかに超える頭痛であれば、何か別の病気を合併している可能性がありますので、すぐに頭痛専門の医師の診察を受けることをお勧めします。

甲状腺ホルモンの不具合

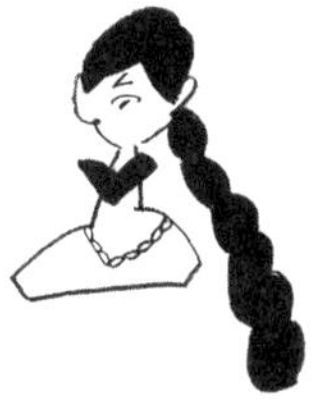

甲状腺とは、喉ぼとけの下あたりにある、左右に分かれた甲羅のような形をした臓器です。人間の身体の代謝を助けるホルモンを分泌する役割を担っています。
この甲状腺から分泌されるホルモンが異常に多くなると、代謝機能がよくなりすぎ、たとえばつねにランニングしているような状態になります。身体中から汗が吹き出し、心拍数は上がってつねにドキドキした感じが続きます。
これがさらに悪化すると、急に身体が痩せてきて、目が飛び出し、異常ともいえるつぶらな瞳になります。この症状は、〈バセドー病（甲状腺機能亢進症）〉と呼ばれています。
最近、ある人気歌手が、バセドー病を理由に休業宣言して話題になったことは記憶に新しいと思います。彼女のあのキラキラ輝くつぶらな瞳と、やや膨れた喉元が、甲

状腺機能亢進症の典型的な顔貌といえます

一方、逆に甲状腺の機能が低下すると、身体の代謝が下がった状態となり、何となく両足がむくむようになって、夜間に足が攣《つ》る「こむら返り」が起こることが多くなります。また、気怠い毎日が続き、〈橋本病（甲状腺機能低下症）〉と呼ばれる状態に陥ることもあります。

片頭痛持ちの彼女がもしバセドー病を合併したら、急激に片頭痛がひどくなり、毎日のように激しい痛みに悩まされるようになります。同時に、痩せ気味になり、瞳がキラキラ輝くようになるため、初期の頃には彼女が何となく以前よりも美しくなったように見えます。あなたは、彼女の昔の美しさが戻ってきたものと勘違いするかもしれません。

逆に橋本病を合併すると、何となくやる気がせず、身体がむくんだような状態になります。しかも、毎日、孫悟空の輪っかで締め付けられる、緊張型頭痛と同じような頭痛に変化していくのです。もし片頭痛持ちの彼女がそうなったら、〈うつ〉を疑う前に甲状腺の異常がないかを専門医に調べてもらってください。

このように、甲状腺ホルモンの異常が、片頭痛持ちの彼女には大きく影響することがあるのです。特に日本人の女性は甲状腺の病気が多いことでも知られています。なぜかというと、甲状腺ホルモンのもととなるヨードは、魚介類や海藻類に多量に含まれているため、これらの海産物を好んで食べる日本人には甲状腺の病気が多いのです。

甲状腺のホルモンはヨードから合成されますから、ヨードが多量に含まれる食品ばかり食べていると逆に甲状腺の異常を起こすことがあり、注意が必要です。たとえば毎日和食で、必ず昆布出しを使ったわかめのお味噌汁——といった偏った食生活は、あまりよくありません。

余談ですが、われわれがＣＴスキャンを行うときに、ヨードを含んだ造影剤という液体を注射することがありますが、この造影剤を製造しているフランスの会社が、意外にも東京湾のヘドロを好んで買い付けていた時期がありました。

海産物を好んで食べる日本人の糞便が下水処理され、その水が河川に流入し、東京湾にたどり着きます。この東京湾の底に堆積したヘドロにヨードが多量に含まれているためでした。

その昔、〝やせ薬〟と称して患者に甲状腺ホルモン剤を高額で売りつけていた悪質な医師が捕まり、新聞をにぎわせたことがありました。また、得体の知れないダイエットサプリの中には、海藻をもとに作られたヨードを多量に含有しているものがあります。飲む前にはきちんと成分を確かめ、得体の知れないものには手を出さないほうが安全です。気をつけないと、人工的にバセドー病にされてしまう恐れもあるのです。

また、毎日3回、習慣のように季節を問わず、うがい液でうがいをする人がいますが、中にはヨードが含まれているものもあり、うがいのときにもわずかにヨードが吸収されてしまいます。意味もなく続けていると甲状腺のホルモンに異常をきたしかねず、その結果、片頭痛がひどくなってしまうこともあるので注意しましょう。几帳面な性格が多い片頭痛の彼女は、一度習慣になってしまうとなかなかやめられません。冬場の風邪の時期を除いては、こうした習慣をつけないように注意してあげることも大切です。

他にも、甲状腺の異常でコレステロールの代謝が影響を受けて、その値が狂うことがあります。もし、それほど偏った食生活をしていないにもかかわらず、常時、検診で血液中のコレステロール値の異常を指摘されるようになったら、首元ののど仏のあたりが異様に腫れぼったくないかなどを観察することも忘れずに。

異常を感じたら、すぐに彼女を専門医に連れていって相談してください。

帯状疱疹

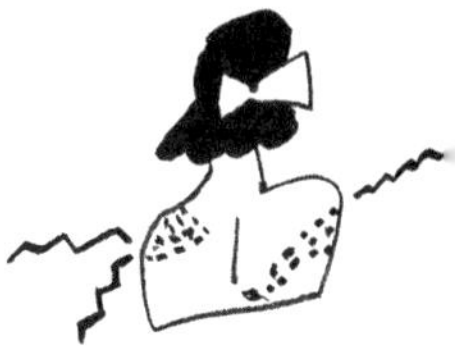

最近、医学界でも話題になっている〈帯状疱疹〉。

この帯状疱疹ウィルスは、体内に潜んでいた、子どもの頃にかかった水疱瘡ウィルスが何らかの拍子に突然暴れだすことにより、いろいろな症状をもたらします。

帯状疱疹ウィルスは、「神経節」という神経の根元に好んで住みつく性質を持っており、なかでも、水疱瘡の湿疹がたくさん出た場所を支配している神経の根元に最も住みつきやすいといわれています。

みなさんも、顔にいちばん湿疹が出て、それが治るまで学校にも行けず、家で寝ていた記憶がありませんか。また、今でも顔にその痕《あと》ともいえるあばたが残っている人もいるでしょう。このような人は、顔を支配している三叉神経（片頭痛の引き金ともいえる神経）の根元に帯状疱疹ウィルスが潜んでいる率が高いので、注意しなければなりません。

これまでは、「疱疹」という名のとおり、皮膚の神経に沿って線状に痛かゆい湿疹が出なければ、帯状疱疹ウィルスの悪さではないと思われてきました。しかし最近では、湿疹が出なくても、皮膚下の神経の中で暴れて痛みだけを出す場合もあることがわかってきました。

もちろん顔の三叉神経に沿って、突然顔の片側の皮膚に痛かゆい湿疹が出て〝お岩さん〟のような顔になり、びっくりして病院に駆け込む人もいらっしゃいます。また、片頭痛持ちの人で、三叉神経の中だけで急に帯状疱疹のウィルスが暴れ出すと、頭痛がひどくなったり、痛くなる前に顔の片側や頭の皮膚に何となく嫌なしびれたような違和感が顕著に現れるようになってくることが、明らかになりつつあります。2章でもご紹介しましたが、この「しびれるような違和感」を、医学用語で〈アロディニア（異痛症）〉といいます。

一方、ライオン顔の人は群発頭痛が出始めると、帯状疱疹の状態を知る指標となる血液中の値（抗体価）が徐々に上がり始めることがわかりつつあります。すなわち、この帯状疱疹のウィルスが、季節の変わり目に起こりやすい群発頭痛の発症の引き金になっている可能性もあるということなのです。

帯状疱疹のウィルスは通常はおとなしいのですが、人間の身体が弱って免疫力が低下すると、活発になりだす傾向があります。ちょうど、船底に潜んでいるネズミのようなものなのです。船が沈みそうになると、ネズミたちはそれを本能で察知して一気に逃げ出していきますが、帯状疱疹のウィルスも同じように、風邪を引きやすく、体調が崩れやすい季節の変わり目である春先や秋口に、活発になることが多いのです。

こうなると、群発頭痛の引き金として、帯状疱疹ウィルスが悪さをしている可能性は大いにあると思われます。

実際に群発頭痛の起こりやすいシーズンに、この血液中の帯状疱疹ウィルスの抗体価が上がり始めていた患者さんに、帯状疱疹ウィルスを弱める薬（バラシクロビル・製品名バルトレックス）を1週間投与すると、不思議と群発頭痛が起こらないか、もしくは起こっても、いつもの発作よりも短期間で終わってしまうことがわかってきました。バラシクロビルは群発頭痛の適応はありませんが、専門医の判断で治療に使用することがあります。

実際、1章で登場したライオン顔の美人アナウンサーも、測定した帯状疱疹ウィルスの抗体価が高く、いつもの群発頭痛が起こる季節にバラシクロビルを服用したら、不思議とその年は群発頭痛が起こらなくてすみました。

バラシクロビルの効果は、群発頭痛だけではなく、片頭痛に対しても確認されています。アロディニアの症状が出ていて片頭痛がひどい患者に帯状疱疹ウィルスの活動が確認された場合、バラシクロビルを飲んでもらうと片頭痛の回数も急激に減り、アロディニアの症状も軽減します。

こうなると、子どもの頃の水疱瘡も馬鹿にはできないのです。

もうひとつ、帯状疱疹ウィルスが住処《すみか》にしている神経があります。それは後頭神経という、後頭部の左右の皮膚の下を縦に走る神経です。この根元に住みついた帯状疱疹ウィルスは、時に〈後頭神経痛〉という痛みを出すことがあります。

突然、片側の後頭部が針で刺されたようにズキンと痛み、数秒間後また同じようにズキンと痛み、それが不定期に日に何度となく襲ってきます。そして同じ側の頭のてっぺんの感触が鈍くなるのです。

さらに、このようなことが起きて1週間ぐらいたつと、頭の皮膚に、この神経に沿って痛みを伴う赤黒い帯状疱疹の湿疹が出てくることがあります。髪の毛に隠れてなかなか湿疹が出ていることに気づかないことも多いのですが。

じつは私も最近、この後頭神経痛に悩まされた経験があります。

日頃の忙しい診療に加えて、毎週のように各地を講演で回り、日曜日も休めない状況が数週間続いていたある週明けの月曜日。

診察中に突然、左の後頭部にズキンと激痛が走ったのです。何だろうと思いつつ診察を続けていたら、しばらくしてまたズキンと痛みが走り、それから数分おきにいやな痛みが出始め、患者さんと話しながら少し笑っただけでも、顔がゆがむほど痛くなりました。

頭のてっぺんを触ってみると、触った感じがしません。髪の毛がその部分だけ抜け落ちてしまったのかと慌ててトイレに駆け込み、鏡をのぞき込んだほどです。ちゃんと髪の毛はありましたが……。

これはもしかしたら、帯状疱疹ウィルスが暴れ出したのではと思い、すぐにバラシクロビルを2錠一度に飲みました。その後、そのまま診察を続けていたら、1時間後には全く痛まなくなり、頭の皮膚感覚も無事に戻りました。念のため、その日から5日間、バラシクロビルを飲んでおいたせいか、湿疹も出ずにすみました。

やはり、無理は禁物です。休みはちゃんと取らなくてはいけない、と反省させられた出来事でした。

この帯状疱疹ウィルスによる後頭神経痛は、風邪を引いた際に病院でもらった抗生物質を飲んで治ったと思っていたら、突然、後頭部にズキンと痛みが走ることが多いようです。

元来、人間の身体には、細菌とウィルスと真菌（カビ）が共存しているのですが、抗生物質で細菌を退治すると、その分、ウィルスやカビが隙を見て元気になりだします（日和見感染）。このため、神経の根元に潜伏していた帯状疱疹ウィルスが活動し始め、嫌なしびれるような痛みを出し始めるのです。したがって、抗生物質は、風邪が治ったら必要以上に飲まないほうが無難でしょう。

また人間の免疫力が低下する要因に、肥満すなわち「メタボ」が挙げられます。体重が増加すると、当然ながら血中コレステロール値や中性脂肪値が増加し、また赤血球の表面にへばりつく糖分の指標となるグリコヘモグロビン値（HbA1c）が上がり始め、境界型の糖尿病に一歩ずつ近づいていくのです。

糖尿病の気が出てくると、身体の免疫力が低下し始め、神経の根元に潜伏している帯状疱疹ウィルスが暴れだす機会をうかがい始めます。

したがって、もし彼女がやや太めになってきたら、帯状疱疹ウィルスにやられて片頭痛がひどくなり、後頭神経痛になる可能性もあるということです。彼女のためを思って、太ってきたことをはっきり忠告してあげましょう。

Chapter

6

こんな頭痛は
重大な
病気のサイン

さて、読者のみなさんは「頭痛」という病気について、もう十分理解していただけたでしょうか。そして、彼女が頭痛持ちである貴方は、彼女に今後も末永く健康でいてほしいと願っていることでしょう。

そこで最終章では、少し怖い頭痛の話もしておき、慢性頭痛との正しい付き合い方を知っていただきたいと思います。

たかが頭痛といえども、なかには命の危険が迫った危険信号として出てくる頭痛もあり、これを〈二次性頭痛〉と呼びます。片頭痛や緊張型頭痛、もしくは群発頭痛のように、正しい付き合い方をする限りは、命に直接関わることのない頭痛を〈一次性頭痛〉と呼んで、区別しているのです。

この二次性頭痛の中には、みなさんがいちばん恐れ、脳神経外科の医師の誰もが自分がいちばんなりたくない脳の病気〈くも膜下出血〉や〈脳腫瘍〉が含まれます。

では、このような命の危険を伴う二次性頭痛の特徴と、一次性頭痛との見分け方についで述べてみましょう。

突然殴られたような後頭部の痛み

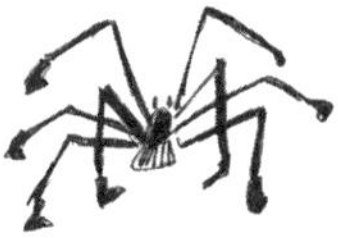

くも膜下出血の疑いあり

頭痛で病院を訪れた人に、いつから頭が痛いかを聞いてみると、みなさん声をそろえて「突然起こった」とおっしゃるのが通例です。しかし、この「突然」の度合いが問題です。

片頭痛の場合の痛みは、何となく痛くなってから2時間ぐらいの間にピークを迎えるのが普通です。しかし、〈くも膜下出血〉の場合は、患者さん自身が〝何時何分何秒に起こった〟と鮮明に記憶しているぐらい、突然、後頭部をバットで殴られたかのような激しい頭痛が起こるのです。

くも膜下出血は、脳の血管が枝分かれする部分に〈脳動脈瘤〉という血管の瘤ができ、その瘤が年数を経るにしたがって徐々に大きくなり、ついには破裂して起こる病気です。風船に空気を入れて膨らませていくと、最後にはバーンと破裂してしまうのと同じことです。

しかも、この大爆発を起こす前に、脳の血管から少し血が漏れていったんはカサブタができ、出血がごく少量ですむため、何となく軽い痛みが続きます。これに気づかず放置していると、その後に本格的な大爆発を起こすことが多いのです。

この軽い痛みも、片頭痛や風邪の頭痛と間違えられることがあります。片頭痛の痛みは通常3〜5日間（女性の月経に伴う場合）続きますが、くも膜下出血の場合は、どんなに軽くても、寝てもさめてもずっと痛い状態が最低でも1週間は続くのです。

また、片頭痛の痛みの時期には副交感神経が優勢になるため、痛くても血圧は低いのですが、くも膜下出血の場合には、血圧がいつもより高いことが多いといわれています。

なお、片頭痛はどんなに遅くとも30歳ぐらいまでに発症するのが通例であり、50歳や60歳になってから初発することはほとんどあり得ません。

このような、軽いくも膜下出血の時期に病院にいらっしゃる患者さんのことを、〈walking subarachinoid hemorrhagea　歩いて来院するくも膜下出血〉と呼んでおり、年に2〜3人はこのような運のいい患者さんがいらっしゃいます。通常、出血量が少ないので頭部ＣＴスキャンでは診断できないことが多いのですが、ＭＲＩで特殊な撮り方をすれば、診断が可能です。

歩いて来院するくも膜下出血

過去に、じつに運のいい患者さんがいらっしゃいました。

彼女はもともと片頭痛持ちであったため、毎月、生理前に2日間ぐらい続く片頭痛を若い頃から経験していました。ある2月の寒い早朝に、トイレに入って排便しようと力んだ拍子にガーンと頭痛が起こり、一瞬、意識が遠のくような、今までに経験したことのない頭痛と軽い吐き気に見舞われたそうです。

頭痛はいつもの片頭痛とは何となく違うような感じだけれど、ちゃんと歩けるし、それ以上は痛みが強くならなかったようです。念のために近くの病院でCTスキャンを撮ってもらいましたが特に異常はなく、「いつもの片頭痛でしょう」と言われて頭痛薬を処方されて帰宅しました。

しかし1週間を過ぎても頭痛が治まらないので、お住まいのある水戸から特急「スーパーひたち」に乗って、私が診療している汐留のクリニックにいらっしゃったのです。

話を聞いてみると、月経の前後に起こる女性特有の片頭痛（月経時片頭痛）を持っているのは間違いないのですが、何となくゆったりとした口調の受け答え。少し間をおいてから返答が返ってくるので、「絶対におかしい、何か起こっている」と思いました。そこで、すぐにＭＲＩを撮ってみると、軽いくも膜下出血であることがわかったのです。

慌てて本人にそのことを伝え、緊急で処置をしなければならないので都内の大学病院にこれから救急車で搬送する旨を話しました。しかし、当人はなかなか理解できない様子です。

一刻を争うため、救急車を要請。救急隊が到着しストレッチャーに寝かし、搬送する頃になってようやく事の重大性がわかったのか、私におっしゃったひと言が今でも耳に残っています。

「ありがとうございました。でも今日は、帰りに水戸の偕楽園で梅の花を見物しようと思っていたのに！」

約3週間後、彼女は無事に手術を終えて、水戸に帰りました。残念ながらすでに梅の花は散り、花の見頃はすでに終わっていましたが……。

後頭部痛にご注意

もうひとつ、片頭痛持ちの人が気をつけなければならないのが、片側の後頭部痛です。

片側の後頭部痛は、主に小脳や脳幹部、さらに脳の後ろの後頭葉（片頭痛の患者さんが最も敏感な、スクリーンの役目をする脳）に栄養を送っている椎骨動脈（首の骨の中を通る左右一対の血管）の壁が突然はがれてしまうときに起こることがあります。

この状態を〈椎骨動脈の解離〉といいます。こうなると、血流が弱くなったり、脳梗塞を起こしたり、ひどい場合には弱くなった血管の壁が破れてくも膜下出血を起こす可能性があります。

椎骨動脈の解離は、ここ数年、中年以降の男性に増加しています。

たとえば、ゴルフや野球のスイングによって首から下の体幹と頭が最大限にねじれ、その結果、首の骨の中を通る椎骨動脈が瞬間的に引っ張られることによって起こると想像されます。歳を取ったら、ゴルフも少々力を加減してプレイするのが無難でしょう。

しかしこの病気は、何も中年の男性に限りません。片頭痛持ちの人に特に多く発症する印象があります。

その理由はおそらく、片頭痛の発作の際に血管が拡がったり縮んだりするので、これを繰り返しているうちに血管の壁が弱くなってしまい、何かしらの急激な外力が加わることにより、一気に血管の内側の壁がはがれてしまうのではないかと思われます。

ある若い片頭痛持ちの女性が、いつもとは異なる痛みを訴えてきました。この女性はふだんの片頭痛の際には、寝込むほどではないからと、その都度、市販の頭痛薬で対処していました。ところが今回は、1週間ほど前から、「いつもとは違う、右の後頭部に突然痛みが出てきた」というのです。

いつものように光や音に敏感になることはなく、また吐き気もさほど強くはない……。しかし、ずっと痛みは続くので、近くの病院に行ったそうです。ところが、頭部CTスキャンを撮っても全く異常はなし。「いつもの片頭痛のひどいやつでしょう」と言われたというのです。彼女はそれでも心配になり、私のところへ来たのでした。

彼女は極度に心配していましたが、どのような状況で痛みが出始めたのかを聞いてみると、恥ずかしそうに下を向いてポツリポツリと話し始めました。

じつは彼女は目前に結婚式を控えており、ウェディングドレスを少しでもきれいに着たい女心から、毎日、寝る前にベッドの上で腹筋やストレッチに励んでいたそうです。あるとき両足の先をベッドの下に挟んだ状態で、思い切り上体と首を持ち上げようと力んだ瞬間、右の後頭部に電撃痛が走り、その後ずっと痛みが続いているとのことでした。

この頭痛の発症は突然であり、片頭痛特有の光や音に対する脳の過敏性もなく、したがって通常の片頭痛とは明らかに異なることがわかりました。

すぐに頭部ＭＲＩを撮って脳の血管を見てみると、右の椎骨動脈が途中から急に細くなっていました。つまり、血管の壁がはがれ落ちて解離したことから起こった頭痛であることがわかったのです。

「今さら入院して結婚式を延期するわけにはいかない」と、青ざめておろおろする彼女でしたが、すでに椎骨動脈の解離から1週間が経過しており、特に壁が弱くなって破れる様子もなかったので、結婚式までは自宅で薬を飲んで、絶対安静にしているように指示しました。さらに、式の前日に再度ＭＲＩを撮り、脳の安全を確認したうえで、彼女は無事に式をすませることができました。

片頭痛持ちの彼女の片側の後頭部に突然、電撃痛が走るようなことがあったら、すぐに病院に連れていってください。片頭痛持ちにとって、首はあらゆる意味で注意が必要な部位なのです。

日増しに強くなる、早朝からの頭痛

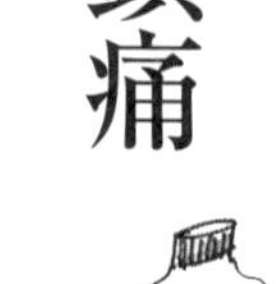

怖い頭痛を表現する言葉はいくつかありますが、脳の中に異常があることに最も関連する言葉は「日増しに強くなる、早朝からの頭痛」です。

毎日頭が痛いという症状は、緊張型頭痛においても起こります。しかし、緊張型頭痛は一日の疲れがたまりやすい夕方頃から起こることが多く、頭痛の強さもさほど変化することなくダラダラと続くことが多いのです。

また、早朝から頭が痛くなるのは薬物乱用頭痛でも起きます。薬物乱用頭痛とは、片頭痛の痛みを多量の頭痛薬でごまかす対処を続けることにより、かえって水面下の脳の興奮性が増大して起こる状態です。しかし、この場合でも、その痛みが日増しに強くなることはありません。

「日増しに強くなる、早朝からの頭痛」というのは、脳の中に新たに脳を圧迫するような病変が発生し、これが徐々に大きくなる際に起こる症状です。たとえば、〈脳腫瘍〉や〈慢性硬膜下出血〉などがそうです。

脳は圧迫を受けるとその分、腫れ上がりますが、夜間の睡眠中には呼吸が落ちるため、昼間より動脈の血液中に二酸化炭素がたまります。その結果、脳の動脈が腫れ上がって脳の腫れに拍車がかかり、朝目覚めると同時に頭痛が起こるのです。

この頭痛は、腫瘍や出血が日増しに増大するにつれて脳の腫れも強くなるので、それにつれて頭痛も強くなっていくのです。

脳腫瘍というと「悪性」のイメージが付きまといますが、中には良性のものもあるので、脳神経外科医と相談して治療方針を決定するのがいいでしょう。現代では、開頭手術をしなくても、放射線を集中的に一気に照射するガンマナイフと呼ばれる、痛くない治療を選択することも可能です。

慢性硬膜下出血の可能性

〈慢性硬膜下出血〉は、頭をぶつけたあと、数カ月の間に脳の中に徐々に血がたまる病気です。通常は、止血力が弱い人や、歳を取って脳と硬膜（脳を包んでいるゴムのような硬い膜）の間に隙間のある酒飲みの老人や、脳梗塞の治療で血液をサラサラにする薬を服用している人に起こることが多い病気です。

しかし、この出血に限っては、片頭痛に対して適切な治療をせずに、多量の頭痛薬で痛みをごまかし続けている人に起こることがあるので注意が必要です。

頭痛薬の成分は、血小板が持つ血液を固める機能を低下させるため、その服用回数の増加に伴って血液がサラサラ状態になります。このような状態のときに頭をぶつけると、サラサラになった血液が蛇口からポタリポタリと落ちるように脳と硬膜の間にたまり、1カ月ぐらいでかなりの量の出血になります。それが脳を圧迫して、早朝から日増しに強くなる頭痛として出現するようになるのです。

このような状態になると、少し歩きづらい、尿が漏れやすい、もの覚えが悪くなったなどの症状が出始め、お年寄りの場合には、認知症が進行したものと勘違いされることもあります。

薬物乱用頭痛から慢性硬膜下出血に

さて、今度は英語に堪能で某テレビの語学番組の講師もなさっていた、ある聡明な片頭痛持ちの美人女優Fさんと、薬物乱用に陥った彼女のアメリカ人のお父さんの話です。

このお父さん、日本に来る以前は中東の新聞社の駐在員をしていらっしゃいました。仕事の関係で来日したそうですが、当初は全く日本語が話せなかったそうです。そのため、頭痛薬を買う際にも薬局でうまくやり取りができず、ありとあらゆる頭痛薬を買い求めて、毎日これらを多量に服用していたらしいのです。

そんなある日、犬を散歩させているときに、転倒して頭をぶつけてしまいました。その後は、薬物乱用頭痛の患者さんのお決まりコースで、慢性硬膜下出血になってしまいました。手術を受け、どうにか一命は取り留めたのですが、それでも彼は多量の頭痛薬の服用をやめようとはしませんでした。外来でいくら説得してもすぐに手を出してしまうのです。

あるとき、一緒について来たFさんに事情を話して、何とかその場でお父さんを説得してもらおうと試みました。彼女はお父さんと英語で話し始めましたが、お父さんがあまりに説得に応じないので、激しい言い合いになり、ついには物別れに終わってしまいました。

気まずい空気が外来の診療室に漂っていたので、その場を取り繕うためにFさんに、

「ところでFさんは、片頭痛に対して何をお飲みになっていらっしゃるのですか？」

と尋ねたところ、意外にも、ある市販の頭痛薬の名前が彼女の口から出てきたのです。疑問に思い、どうして病院にかからずそのような市販薬を多量服用しているので

すかと尋ねました。すると、彼女はこう答えたのです。

「お医者さんの出す薬は副作用が強いだろうから、安全な市販薬を使っているのです」

このときに、ハッとしました。彼女のようなインテリジェンスの高い女性でも、このような誤った認識を持っているのだから、一般の人たちが同じように思うのも仕方ないのではないか、と。

たしかに市販薬は簡単に手に入ります。だから安全であり、一方、医師の処方する薬は手に入りにくいから怖い――。そんなイメージが一般的にあるということにはじめて気づいたのです。

私に言わせれば、使い方を守らないと市販薬ほど怖いものはなく、また適切に使えば医師の処方薬ほど安全な薬はないのです。Fさんのお父さんがそのよい例であるにもかかわらず、彼女までも市販薬はどんな使い方をしても副作用がなく安全であると誤認していたのです。

「お忙しいでしょうが、いつでも診ますから、時間ができたらちゃんと受診してください」との私のアドバイスにうなずいて、ふたりはお帰りになりました。現在、彼女はアメリカに長期滞在されているようで、その後の状況は把握していませんが、お父さんと同じような薬物乱用頭痛に陥っていないことを願っています。

風邪の頭痛だと思ったら、咳をすると頭痛がひどくなる⁉

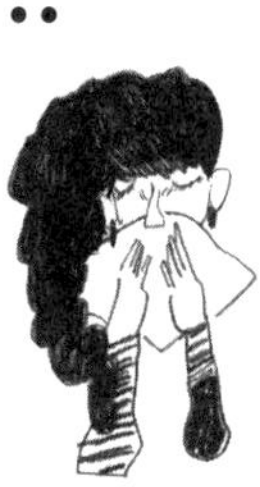

風邪を引くと少し頭が痛くなることは、みなさんも経験したことがあるでしょう。しかし、その痛みは通常、「何となく頭が重い」「やや熱っぽい」くらいのもので、数日のうちに、のどの痛みや鼻水などの一般的な風邪の症状が治まると同時に、頭痛もいつしかなくなっていきます。

しかし、この風邪を引いたときの頭痛がとんでもなくひどくなることがあります。特に咳をしたり、鼻をかんだりして力んだ際に、あたかも脳全体が下にグインと引っ張られるような頭痛に豹変する場合です。

これは非常に危険な頭痛のサインであり、特に片頭痛持ちの人は、このような非常事態の頭痛を、普通の人よりも敏感に感じ取ることができるのです。

髄膜炎や脳炎の危険性

片頭痛には、脳の血管の周囲にあたかもセンサーのごとく張り巡らされた三叉神経という神経が大いに関係していることは、何度も述べました。この三叉神経は、脳を包んでいる硬膜といわれるゴムのような強固な膜や、この硬膜と脳の表面を橋梁のようにつないでいる太い静脈（橋静脈）の周囲にも張り巡らされています。

脳の血管が正常な状態では、血管の中のウィルスや有害な物質が血管をすり抜けて脳の神経細胞に入り込んでダメージを与えないように、「脳血液関門」というバリアが存在します。ちょうど、国会議事堂や首相官邸周囲のしつこいまでの検問所をイメージしていただければ理解しやすいでしょう。

しかし、インフルエンザウィルスのような強力なウィルスは、この検問所のバリケードを突破して脳の中に侵入しようとすることがあります。通常、このようなときには、血小板という血液を固める成分が、その壊れたバリケード周辺に集まってきて血液の塊を作り、損傷した穴を修復してくれます。

しかし、強い熱さましの解熱鎮痛薬を一緒に飲んでいたり、また片頭痛持ちの人で痛みを多量の頭痛薬でごまかしていたりする人は、この血小板の機能が低下しており、壊れたバリケードを修復することができません。

その結果、脳の表面や脳の深部にウィルスが入って暴れだし、〈髄膜炎〉や〈脳炎〉という恐ろしい状態に陥りやすいのです。

このようにウィルスが脳の中で暴れると、脳全体が腫れ上がって下に下がり気味になります。先ほどの、橋梁のように脳を吊り下げている橋静脈が引っ張られて、その周りに張り巡らされている三叉神経がそれを痛みの情報として読み取ってしまうのです。

このような状態になると、咳をしたり鼻をかんだりして力んだ際に、一瞬、脳のむくみが強くなるため、ひどい頭痛が生じるのです。特に脳の血管周囲の三叉神経からの異常な情報に過敏に反応するのが、片頭痛持ちの人なのです。

したがって、彼女が風邪を引いたときに、高熱が治まらず、咳をしたり鼻をかんだ際に、頭を抱え込んでしばらくうずくまるようなことがあったら、すぐに大きな病院へ連れていってください。髄膜炎や脳炎を起こしている危険性があります。

番外編

頭痛女子が
安心して
行ける店

この本を最後までお読みいただいた男性のみなさんは、片頭痛持ちの女性がいかに取り扱いに注意を必要とするか、お察しがついたことでしょう。

そこで「番外編」として、私が頭痛研究の一環と称し、高い授業料を惜しみなく払って片頭痛持ちの女性たちをお連れした店を紹介します。1軒は生花店で、6軒が飲食店です。どのお店も、意中の聡明かつ美しい片頭痛持ちの彼女をきっと満足させられるに違いありません。

ここまでにお伝えした片頭痛の女性の特徴を踏まえ、厳選に厳選を重ねましたが、彼女たちが「心地好く過ごせた」と評判のよかったお店です。そして、こだわりが強く、かつ食欲旺盛な片頭痛持ちの女性を口説くには、必要十分な条件を満たしたお店であることも明記しておきます。

ただし、私が関東一円の数カ所の病院で診療している手前上、出没する地区が限られているので、そのあたりはご了承ください。

●サンフローリスト（生花店）

●レ・クレアシヨン・ド・ナリサワ（フレンチ）

●ステーキハウス 山口（ステーキ）

●寿司処　糸賀（寿司）

サンフローリスト（生花店）

●ガリエラ（ステーキ）
●けせもい（割烹・小料理）
●CAFE★55★Chianti（ドッグカフェ）

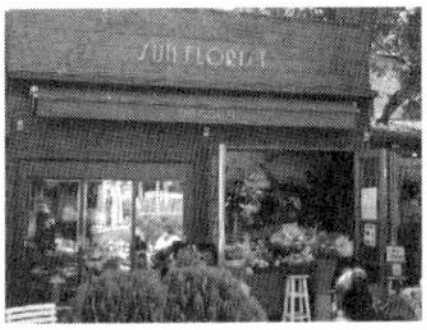

SHOP DATA

東京都港区南麻布4-5-2
☎03(3449)7280 ㊥9:30～19:00 無休 ＊他に白金本店、田園調布店あり
sunflorist@sunflorist.co.jp

片頭痛持ちの女性はこだわりが強く、貴方の貴重な時間と、なけなしのお小遣いをはたいて買ったプレゼントに対しても心底喜んでくれることはあまりありません。でも、だからといって「花束ならば当たり障りがなくていいだろう。食事に行くときにもいいシチュエーションを醸し出してくれるはず」という軽い考えで、そこらの花屋さんに飛び込んで購入するのは、いささか危険です。

脳が過敏な片頭痛持ちの女性は、においの強い花束やどぎつい原色系の深紅のバラの花束など、絶対に好まないのです。ましてや、コントラストの強い配色の花束を暗いキャンドルの中で見た日には、チカチカと視覚前兆が起こり始め、ひどい片頭痛が襲ってくる可能性が高いのです。

このような状況を避けるためには、花束ひとつにしても、その色調や香りに最大限の気配りを見せてくれる花屋さんをチョイスする必要があります。そして何よりも気高い片頭痛の女性を満足させるためには、高級感を漂わせるような花束でなければなりません。

せっかくもらっても食事中にしおれ気味になる、翌日には散ってしまうような花では、あなたの願望も実るどころか散ってしまうことは確実です。

そこでお勧めするのは、東京・南麻布にあるスーパーマーケット内の花屋さん「サンフローリスト」です。スーパーマーケットといえども、世界中の食材が手に入り、東京中の外国人が集まるといわれる「ナショナル麻布スーパーマーケット」です。

サンフローリストの会長・藤澤保氏は、日本古来の伝統を守りつつ欧風のテイストを加えた斬新なアレンジメントで、その名をとどろかせた生花業界屈指の有名人です。花の栽培が盛んな静岡県生まれの彼は、花職人としての天性を持ち合わせており、これまでにも数々の賞に輝いてきました。

当然ながら、彼のもとで育った社員たちはその感性を受け継いでおり、彼らの作成するアレンジメントや花束は、そのメロウな色使いや立体感とともに四季を盛り込んだ風景画のようなスモールワールドを表現しています。

においに過敏な片頭痛持ちの女性が嫌う、安い香水のような香りの強い花をアレンジに使うことはまずありませんし、アレルギーを起こすことが多いような草木を混ぜ込んだりもしないなど、片頭痛持ちの女性を意識した配慮もしてくれます。

そして私がいちばん素晴らしいと思えるのは、花が咲き切るまで長持ちする点。贈られた人を喜ばせ、楽しませたいという素晴らしいプロ意識を持った花屋さんなのです。

片頭痛持ちの彼女との食事に、文字どおり花を添えてくれること間違いなしです。

レ・クレアション・ド・ナリサワ（フレンチ）

おそらく東京中の、いや世界中のセレブたちの間で、東京のベストフレンチとして知らない人はいないといっても過言ではない名店中の名店であり、予約が取れない店としても知られています。

『ミシュランガイド』でも絶賛されていますが、さらに先日、「2010年WORLD'S 50 BEST RESTAURANT 24位、BEST OF ASIA」の栄冠に輝いたことでもマスコミをにぎわせました。でも、それ以前から私は、数多くの舌の肥えた片頭痛持ちの聡明な女性たちを確実に満足させる、イチ押しのフレンチレストランとして位置づけていました。この成澤由浩シェフの成功もまた、片頭痛持ちの聡明で美人の裕子マダムに支えられているといっても過言ではありません。

料理もさることながら、まずはその店内に驚かされました。

通常のフレンチレストランの店内は、壁に絵画や華やかな花のアレンジメント、天

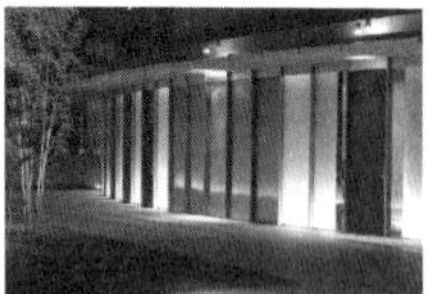

SHOP DATA

東京都港区南青山2-6-15
☎03(5785)0799 ㊠12:00～13:00 18:30～21:00(LO) 日、ほか不定休あり
http://www.narisawa-yoshihiro.com/

井には豪華絢爛なシャンデリアなど、よくも悪くも華やかさがあるところが多いものです。ところが、この店は、シックなローズウッドの内装と同色のフローリングの床のみ。華美な演出は一切なく、ありがちなクラシックのＢＧＭも流れていません。

本当の意味で食事と会話を楽しんでいただきたい、と願うオーナー夫妻の粋な心遣いによるものです。

マダムが片頭痛持ちであるがゆえに、店内の照明も明るすぎず暗すぎもせず、テーブル上のコーディネートのすべてが控えめです。

当然、片頭痛持ちの彼女の脳を異常に興奮させて頭痛を起こすことはありませんし、今までお連れした数多くの片頭痛持ちの女性の中で、食事中や帰宅後に頭痛を起こした人は一人もいらっしゃいません。

由浩シェフは、自然の素材を壊したり無粋な味付けで損ねたりすることなく、その食材の持つ潜在的な魅力を引き出す料理を次から次へと繰り出し、サプライズの連続です。

かつてクリスマスディナーに、片頭痛持ちの別々の女性を三夜連続してお連れしたことがありました。彼女たちの料理はみな同じだったのですが、私の料理は一見同じように見えても、三夜とも全く別の味付けがなされていたときには、さすがに驚きました。

しかも、一つひとつの料理の香りはわざとらしく主張することなく、いざ口に運ぼうとした瞬間にほんのりと素材の香りが漂うのです。片頭痛持ちの女性の過敏な脳にも、その香りは優しく感じられることでしょう。

ステーキハウス 山ぐち
（ステーキ）

オーナーシェフの山口五郎氏との出会いは、私の患者さんを通じてのことでした。当時、彼は麻布にある別の鉄板焼き店にいたのですが、そこの閉店に伴い、2年ほど前にこのステーキハウスをオープンしました。

場所は、もんじゃ焼きで有名な東京の下町・月島。老舗の酒屋さんの店舗を利用して、その風情を生かしつつ、しゃれた造りに改装してあります。

店内に一歩足を踏み入れた途端に、真っ白な漆喰と歴史を感じる梁のコントラスト

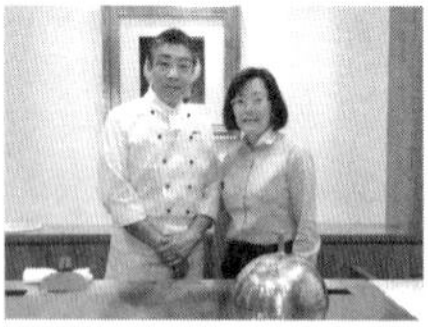

SHOP DATA

東京都中央区月島2-6-9
☎03(3534)7033 (営)17:00～22:30　日祝休
bigboss_outerheaven@yahoo.co.jp

が目に飛び込んできて、まるで飛騨高山の合掌造りの古民家に来たかのような錯覚に陥ります。この温もりと新しさの共存によって、心地好く、ゆっくりと食事を楽しむことができます。

通常、鉄板焼きのお店というと、脂臭く、ちょっと壁を触っただけでもべっとりとした脂混じりのホコリが着いたり、また翌日に洋服をクリーニングに出さなければならないほどの肉臭さが、こびりついてしまいがちです。

しかしこの店に限っては、そのようなことは一切なく、においに過敏な片頭痛持ちの女性でも気分が悪くなることはまずありません。

また、鉄板焼き特有の、調理道具と鉄板がこすれ合うガシャガシャした音も聞こえてきません。こういう音は、脳が過敏な彼女に頭痛を起こしてしまう嫌な音なのですが、そうした音は一切たてずに、あたかも自分の子どもを扱うように素材を丁寧に扱う彼の慎重かつ熟練した手さばきには一見の価値があります。

もともと脳神経外科医として、人の脳を顕微鏡で見ながらミリ単位で扱っていた私は、彼ならきっと素晴らしい脳外科医になるだろうなと思っていたところ、じつはなんと、彼が東北で大きな病院を切り盛りしていた院長のご子息であったとうかがい、あらためて納得したしだいです。

テーブルは鉄板台との対面式になっており、山口氏が鉄板の上で素材を調理していく過程を見ているだけでも一興です。おかげで、彼女と無駄な会話をする必要がなく、リラックスしながら楽しく食事をすることができるのです。

はじめてのデートの場所として選んだとしても、彼女の片頭痛を心配することもないでしょう。今までにお連れした片頭痛持ちの彼女たちからも、そのようなことはなかったとの証言も得ています。

食材にもこだわりがあり、適度の霜降りの和牛は、脂っぽくなく肉汁の美味しさが味わえる肉質を備えています。海鮮も活きたままの車海老やアワビ。野菜は、彼が東京近郊の自宅周辺を早朝散策する際に農家から直接譲り受ける、無農薬の新鮮な有機野菜を使用しており、添加物の苦手な片頭痛持ちの女性にとっては優しい素材ばかりなのです。

オイルは、香りの薄い葡萄の種から搾り出したグレープシードオイルを使用しています。グレープシードオイルは、ポリフェノールがオリーブオイルよりも多く含まれており、ノンコレステロールのとても身体に優しいオイルです。

ポリフェノールが血管を拡張させて片頭痛を起こしやすいことは、先にも述べましたが、不思議とこの店で片頭痛を起こした女性が皆無であることから、おそらく添加物を使わず、また余計な雑音や脂臭さなどの悪条件が一切ないからだろうと想像しています。

食事の最後に出てくる焼き飯と、山椒を利かせたさっぱりしたお味噌汁も絶品です。

磨りガラスを通して入ってくる交差点の信号機の赤や青の柔らかな光が、店内の雰囲気と相まって、どこか昭和初期にタイムスリップしたかのような印象を受けます。そのゆったりとした店内と、調理時も大げさなパフォーマンスは必要ないと考える山口氏の、どことなくレトロな職人魂を感じる名店といえるでしょう。

鉄板を囲んでのテーブルは2つしかないので、要予約。

彼女に片頭痛が起こりそうな日を選んで連れていっても、まず心配ないでしょう。

寿司処　糸賀（寿司）

片頭痛持ちの女性は、素材にこだわり、かつ頭痛を誘発する添加物を嫌う傾向があることはもうおわかりですね。ならば素材が命の寿司なら当たり障りがないだろうと

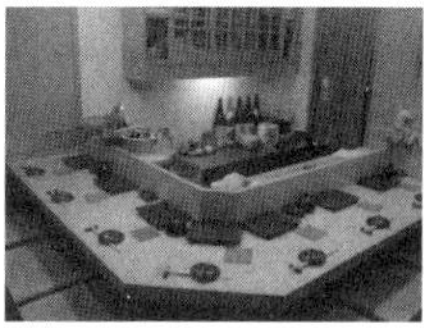

SHOP DATA

東京都港区新橋2-8-2
☎03（3506）0818
㈺5：30～23：00　日祝休

単純に考えていけません。お寿司屋さんのネタひとつとっても、片頭痛持ちの女性が口にする際には細心の注意が必要なのです。

見た目には新鮮なネタでも、腸内のセロトニンの変動に敏感な片頭痛持ちの女性には、その鮮度に敏感に反応し、結果、頭痛や胃痛をすぐに起こしてしまうから要注意なのです。

ましてや、回転寿司などもってのほか。目の前でこれでもかといわんばかりにくるくる回る寿司皿に、彼女の敏感な脳はついに耐えかねて爆発し、ひどい頭痛を起こしてしまいます。

ここに紹介する「寿司処 糸賀」は、新橋で店を構えてまだ5年。銀座や新橋の寿司店で19年の修行を重ねた糸賀氏が、念願かなって独立した5坪ほどの小さな寿司処です。

築地に生まれ育った彼は、毎日築地市場で新鮮な食材を買い求め、旬の魚と旬の野菜を国産物にこだわって選びます。特にウニはミョウバンなどを使っていない北海道産の無添加のもので、絶品！ 小さめのシャリも、彼女が上品にいただける大きさです。

寿司だけではなく、季節を感じられる一品料理もじつに素晴らしい！ しかも、その日いちばんの素材を使い、独自の感性で作るのです。糸賀氏はまだ若いのですが、その料理から、将来の有望さを十分に予感させます。

店は新橋の細い路地を入ったところにある、こぢんまりとした佇まい。カウンター席7席、奥の細い階段を上がるとテーブル席2席で、初めてのデートでも必然的に、何の気兼ねもなく彼女と肩をすり寄せることが可能です。

特に檜で作ったカウンター席にはこだわりがあります。客との距離を感じさせないよう冷蔵ケースを置かず、酢めしを取り、寿司を握る一連の丁寧な所作を楽しむことができるようになっています。

時折、まるでショーのように大げさな握り方を披露する寿司店もありますが、余った酢めしをポイッとおひつに捨てるような動作をする寿司店は、見ていて気分が悪くなります。片頭痛の女性に対しては、何より繊細さが大切なのですから。

カウンターの端には茶釜を置き、美味しいお茶を堪能できます。茶釜で立てたお茶で割る焼酎は寿司に合うと評判。しかも、万が一、拡がりかけた彼女の脳の血管も、濃い緑茶のカフェインですぐに元に戻るでしょう。

お勧めの一店ではありますが、小さい店内のため、混雑していて入れないこともしばしばあり。本当は秘密にしておきたかったのですが、片頭痛の彼女を持つ貴方だけにお教えしましょう。

一度は彼女と行っていただきたい隠れた名寿司処なのです。

ガリエラ（ステーキ）

医師になりたての頃、大学の医局から出張病院への派遣医師制度により5年間、栃木県の小山市の個人病院で診療していたことがあります。そこでの唯一の楽しみは地元の食文化に触れることでした。

とはいえ、そこは陸の孤島とでもいうべきか、何を食べても美味しいと感じたことがありませんでした。そんなある日、東京からわざわざ訪ねてきた片頭痛持ちの女性を接待することになりました。

待ち合わせたあと、新幹線の小山駅周辺をうろうろしていていましたが、めぼしい店が見当たりません。そのうち彼女の空腹感が片頭痛を誘発しそうな怪しい雰囲気になってきたので、とりあえずコーヒーでも飲んで拡がりかけた脳の血管を縮めてくれるカフェインを摂ってもらおうと喫茶店に入りました。ところが、この店が、じつはとんでもないステーキの名店だったのです。

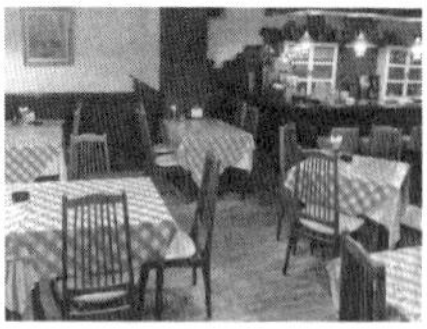

SHOP DATA

栃木県小山市中央町3-6-9 しまだやビル2F ☎0285(24)0999 ㈺11:30～21:00 不定休 http://nttbj.itp.ne.jp/0285240999/

入るや否や目に飛び込んできたのは、今どき滅多にお目にかからない赤いギンガムチェック柄のテーブルクロス、年代を感じさせるすすけた布地傘の照明……。昭和初期かと錯覚するかのような店内の雰囲気に、思わず唖然としました。

しかし、それ以上に驚かされたのがメニューです。

ずらずらと列挙された〈おやま和牛〉のランクとその部位を示す専門用語。東京で高級な肉を食べつけている、自称〝目利き〟の私には、そのお肉のランクとグラム数の横に書かれた値段が、どうにも納得いかなかったのです。

〈おやま和牛〉は、那須牛と並ぶ栃木県を代表するブランド牛です。私の小山市の患者さんの中にも、その生産農家の人がいて、東京・麻布の高級スーパーマーケットで肉を買おうとした際に、その患者さんの名前が書かれた〈おやま和牛〉があって驚いたことがあります。

聞けばこの〈おやま和牛〉、アメリカのラスベガスの高級ホテルでも出されているとのこと。この店で出している〈おやま和牛〉も、証明書を掲示して品質を保証していました。ブランド牛の名に恥じないA4、A5ランクの厳選された肉を使用しているため、入荷量に変動があり、運が悪いと希望の肉が食べられないようです。

しかし、その日は最高のA5ランクのヒレ肉が、東京の一流ホテルではとても食べられないような価格で食べられたのです！　東京から訪れたひどい片頭痛持ちの女性は、頭痛のことをすっかり忘れて200gをペロリとたいらげてしまいました。

ステーキにはイノシン酸という血管拡張物質が含まれているのですが、不思議と起こりかけていた頭痛も治ってしまったのです。

その理由は、おそらく最後に出されたサービスの味噌汁にあったと思われます。聞けば、福島県出身である前オーナーの奥さんが、福島産の大豆にこだわって作った自家製の味噌を使っているとのこと。おそらく、天然素材の大豆に多量に含まれていたイソフラボンが、起こりかけていた彼女の片頭痛を治めてくれたのでしょう。

出張期間が終わって東京に戻った今でも、週に一度小山市の患者さんたちを診察に行く際に、この店をしばしば訪れます。東京から片頭痛持ちの女性を連れていくこともありますが、片頭痛がひどくなった人はまだおらず、また連れてきてほしいとせがまれます。

JR小山駅のすぐそばなのでアクセスもよく、往復の新幹線代を支払っても、東京より安い極上の〈おやま和牛〉を食べられるのですから、絶対お勧めです。ただし、片頭痛の彼女を連れていく際には、夏に開かれる盛大な小山の花火大会とセットにするのだけは、避けたほうが無難でしょう。

けせもい（割烹・小料理）

栃木県の宇都宮市にある大学病院で月2回の診察を行っているため、宇都宮近辺にも顔を出すことがあります。

海のない県ということもあってか、どうしても美味しい寿司屋さんが見つからず、せめても海の幸の味わえる店を人伝てで探し回った挙句にたどり着いたのが「けせもい」という和食のお店です。

診察のあとにしばしば、頭痛持ちの外来職員たちとここを訪れますが、片頭痛を悪化させない要素が強い店のようで、「また行きたい」という要望が多い店です。店は、大通りから一本路地に入った静かな町並みの中にひっそりとあります。

新鮮な海の幸を扱っている割に、店内に生臭さは一切なく、においに敏感な片頭痛の女性を不快にさせることはまずありません。この店では玄関をはじめ、店のいたるところに備長炭をおいて消臭に努めているのです。

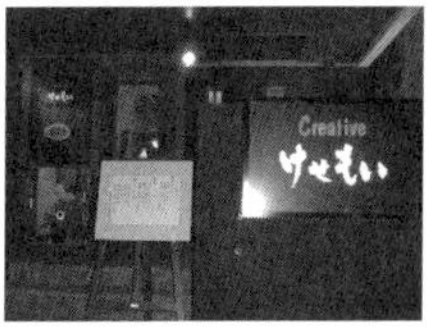

SHOP DATA

栃木県宇都宮市仲町3-19
☎028（624）1913 ㈱17:00～23:00 日祝休
http://www.kesemoi.com/

得意とする料理は、気仙沼からの直送便のフカヒレづくし。コラーゲンたっぷりのフカヒレは、緊張型頭痛の女性のように、首の骨が弱く肩こりを起こしやすい人にとっては、椎間板を強めて痛みを和らげる効果があります。また、お肌のツヤやハリを与えてくれるという女性にうれしい効果もあり、一挙両得です。

また、天然の素材のうま味を殺さぬように添加物やうま味調味料は一切使わず、さらに、塩も岩塩のみを使用しています。

その味付けは、ここは京都かと思わせるくらい栃木県にしては珍しい薄味。聞くところによると、ご主人はかつて関西方面で和食の修行をしたことがあるそうで、京都出身の私に、懐かしい故郷の味付けを毎回楽しませてくれるのです。

店内は完全禁煙で、これもまたタバコのにおいを嫌う片頭痛の女性には持ってこい。おかげで喫煙者である私は、凍えるような真冬の夜でも、店外で命がけでタバコをふかしています。それでもまた来たくなる魅力たっぷりの店なのです。

照明にも気を遣い、間接照明を中心としているため、ぎらぎらとした光に過敏に反応する片頭痛持ちにとってはうれしい限り。

何かの折に宇都宮を訪れる際には、餃子のみではなく、この店のフカヒレづくしを含めた和食もぜひ、彼女と味わっていただきたいと思います。

寡黙なご主人の仕事ぶりは、四季折々味わい深く、時折登場する「じゃこ飯」は、わざわざ立ち寄って東京に持って帰ることもあるくらいの逸品です。

CAFE★55★Chianti（ドッグカフェ）

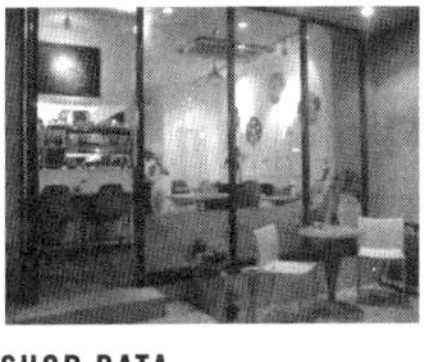

SHOP DATA

東京都江東区森下3-10-20-101 ☎03-3634-3688 (営)11:00～19:30（土～22:30、日～18:30） 月休 http://blog.goo.ne.jp/cafe55chianti/

一年ほど前の夏のある日、小学生の息子が犬を運ぶ小さなバッグを持って帰りました。中をのぞくとモルモットかと思える小さな白い犬、チワワが暑さに耐えながら横たわっており、一瞬「これが本当のホットドッグ！」と思い、慌てて犬用の檻やらおむつシートやらを買いに夜中に走り回り、大変な思いをしました。

子どもの頃からコリー犬を何代にもわたって飼い慣れていた私は、このような小さな〝おたく犬〟には慣れ親しんでおらず、それからというものは、油断すると家の中で片足を上げてお小水をかけてまわる犬のシロのあとを、消臭スプレーを片手に追っかけ回す日々が続くことになりました。

困ったのは、食事に出かける際に子犬といえども連れて入れる店が少ないことです。某航空会社の客室乗務員だった聡明な鈴木聖子さんがオーナーシェフをしているドッグカフェを知り、汐留からほど近い、漫画『のらくろ』ゆかりの江東区森下にある、この店を訪れるようになったのです。

ドッグカフェというと何となく犬臭いイメージで、ワンちゃんにとってはいい環境かもしれませんが、人間様にとってはあまり心地好い空間ではないような気がしていたのですが、このお店に来てびっくり。カフェデビューのワンちゃんのみならず、われわれも安心してくつろげる、ゆったりとした空気の流れる空間のお店だったのです。

かつて鈴木さんが、イタリアに語学留学している間に足しげく通ったバールを再現したという店内は、週末には犬連れの人たちでにぎわっていますが、においや泣き声、また抜け毛にも細心の注意が払われています。犬連れでない、においに過敏でアレルギーを合併していることも多い片頭痛の女性でも、ワンちゃんの癒しを感じ取りながら、憩いのひと時が過ごせること間違いないでしょう。

60種あるドリンクメニューはオーガニックなコーヒー豆、茶葉にこだわります。一番人気の〝日替わりごはん〟の前に提供されるオーガニックベビーリーフのサラダは、埼玉県の農家から直送される新鮮な野菜で、片頭痛が起こりそうな空腹の胃も、喜びを感じながら満たされていくはずです。

食事はカレーやパスタ、サンドイッチやピラフなど、すべてうま味調味料はなるべく使わずに自然の味付けがされており、片頭痛が起こりそうな血管の拡がりは最小限に抑えられ、ゆったりとした休日の午後を過ごすことができるでしょう。

最近リニューアルされた店内から真正面に見える公園の、あふれる緑が目に優しく、これまた目からの刺激に反応し、休日に起こりやすい片頭痛を見事に抑え込んでくれます。

最近では、発展途上国の子どもたちに教育の機会を提供するＮＰＯに協力し、店内設置のローズヒップウォーターを飲んで20円を寄付する活動を始めるなど、心にもゆとりを持たせてくれ、かつ身体も元気にしてくれるCAFE★55★Chiantiは、常連になること間違いなし！　のお勧めの一店です。

おわりに

みなさんはもうお気づきだと思いますが、頭痛という病気（ひょっとして頭痛のない人のほうが病気かもしれない）を持っていることは、決して悪いことでも、悲しむことでもありません。むしろ頭痛は人間の感性を育む、あるいは人類を繁栄させるべく神様が人間の脳に与えた最高のプログラムといっても過言ではないでしょう。

特に、片頭痛を持つ女性は優れた才能と感受性を持ち合わせており、頭痛の悩みがない貴方を生涯にわたってきめ細かくサポートしてくれるとともに、人生の成功者へと導いてくれる可能性が高いのです。

ですから、これからは「頭が痛い」と不機嫌そうに寝込んでいる彼女を見ても、ただの頭痛だと思わないでください。脳の働きがよすぎるがゆえに、神経の高まりが度を超して頭痛が起こっているのだということを、よく理解してください。

そして、照明を暗くしたり、テレビの音を小さくしたりといった、きめ細やかな配慮をして彼女の脳を休ませてあげることが、後々その明快な頭脳を最大限に発揮させることにつながるのです。

貴方もその恩恵にあずかるためには、こうしたことが必要な対処であることをいつも心に留めておいてください。愛すべき彼女と末永く人生をともに歩むためにも。

そして、**頭痛女子、貴女たちは、じつに素晴らしい女性たち**なのです。

２０１０年６月吉日

著者しるす

頭痛セルフチェックシート

＊下記の質問で自分に該当する症状をチェックしてください。

頻度はどのくらいですか?	□ 月に数回、頭痛を繰り返す。持続時間は数時間から長くても3日。	□ 同じような痛みがほぼ毎日起こる。	□ 1〜2カ月間は、毎日ほぼ決まった時間に起こる。痛みの持続時間は1〜2時間。
どのような痛みですか?	□ ひどくなると「ズキンズキン」と脈打つように痛む。	□ 締め付けられるように重く痛む。	□ えぐられるように激しく痛む。
どこが痛みますか?	□ 頭の片側あるいは両側。	□ 頭全体もしくは後頭部や首すじ。	□ 片方の目の奥。
家事や仕事はできますか?	□ つらいので、できれば寝ていたい。	□ 何とかできる。	□ 何もできなくなる。
動くと痛みはどうなりますか?	□ できれば動かず、じっとしていたい。	□ 痛みが軽くなることがある。	□ 激痛のため、じっとしていられない。
頭痛以外の症状はありますか?	□ 吐き気を伴うことがある。光や音に敏感になる。	□ ふわふわしためまいや、肩・首のこりを伴う。	□ 目が充血する。涙が出る。鼻水が出る。
肩や首のこりはありますか?	□ 頭痛が起こる前に肩や首がこる。	□ 頭痛のときはいつも肩や首のこりがある。	□ 頭痛が起こるのと同じ側の肩がこる。
頭痛が起きたときはどうしますか?	□ じっとして、痛みが過ぎるのを待つ。	□ マッサージやストレッチをしたり、お風呂に入る。	□ じっとしていられない。

☑が多いあなたは**片頭痛**の疑いがあります

対処法

薬で痛みを抑える。患部を冷やす。光や騒音を避ける。安静にしている。

☑が多いあなたは**緊張型頭痛**の疑いがあります

対処法

マッサージ、入浴、体操などで血行をよくして、筋のこりを解消する。

☑が多いあなたは**群発頭痛**の疑いがあります

対処法

痛む時期には医療機関を受診し、適切な治療を受ける。群発期はたとえ少量でもアルコールは厳禁。

＊この結果は、あくまでも目安です。詳しくは医師の診断を受けてください。

＊エーザイ「頭痛チェックシート（監修：国際頭痛センター長／新百合ヶ丘ステーションクリニック 坂井文彦）」より

片頭痛の特徴

ズキンズキンと脈打つような痛み

痛みの周期・頻度

同様の頭痛発作が過去に5回以上、週2回～月1回程度起こる

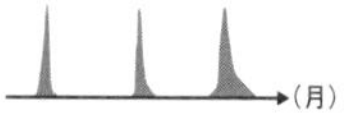

持続時間

発作として現れ、4～72時間持続する

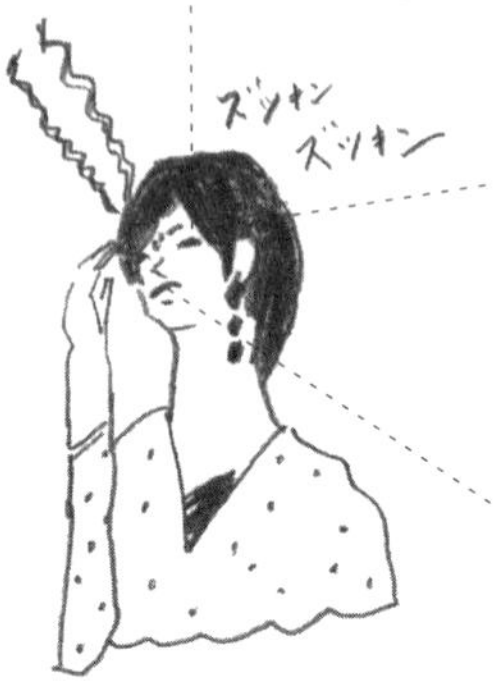

・光が気になる（光過敏）

・片側（両側のこともある）が痛む
・体を動かすと痛みが増す
・痛みがひどくなると寝込むほど
・日常生活に支障をきたす（中程度以上の痛み）

・視覚前兆（閃輝暗点・視野異常）を伴う場合がある
・音が気になる（音過敏）
・においが気になる（におい過敏）
・発作の予兆として肩こりが起こる
・吐き気をもよおす

緊張型頭痛の特徴

締め付けられるような痛み

痛みの周期・頻度

・月に数回～毎日
・反復性
・慢性

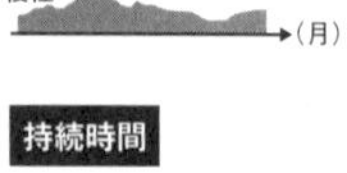

持続時間

反復性：30分～7日間持続する
慢性：3カ月にわたり毎月平均15日、年間180日

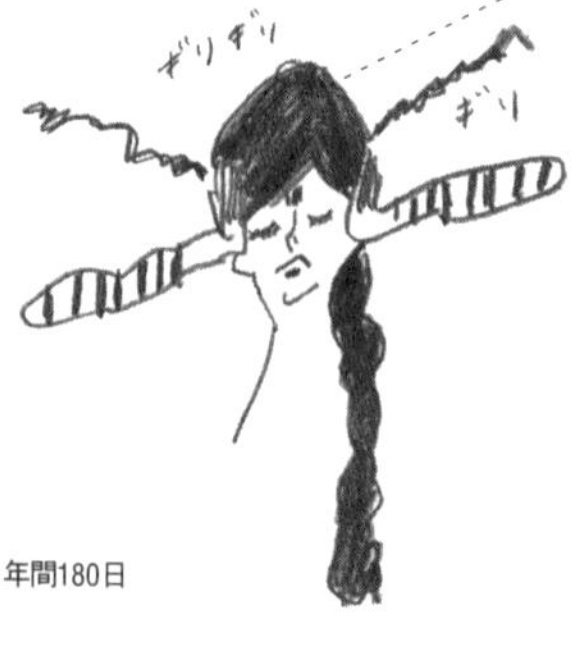

・頭の両側が痛む
・圧迫感、緊縛感、重苦しい鈍痛、頭重感がある
・運動をしても症状が悪くなることはない
・日常生活への支障は少ない（軽度～中程度の痛み）

群発頭痛の特徴

片眼の奥がえぐられるような激しい痛み

痛みの周期・頻度

年単位の周期で、ある一定の期間に毎日、同時刻に起こる。
2日に1回〜1日に8回

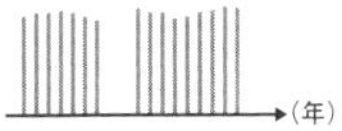

持続時間

15〜180分

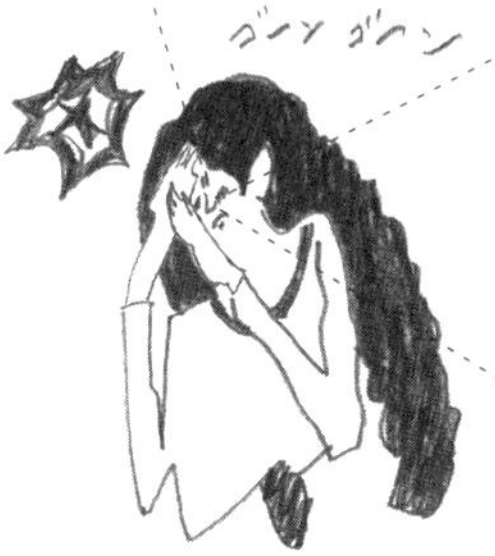

・前額部や顔面に汗をかく

・痛みは厳密に片側に限定される
・眼窩（眼球の入っているくぼみ）や同上部が痛む
・側頭部が痛む
・痛くてじっとしていられない
・涙が出る
・結膜が充血する
・まぶたが下がる（眼瞼下垂）
・まぶたが腫れる（眼瞼浮腫）

・鼻がつまる
・鼻水が出る

ビタミンB2を多く含む食物

・レバー類
・うなぎの蒲焼き
・かれい、いわし、ぶり
・牛乳、ヨーグルト
・卵
・納豆　ほか

マグネシウムを多く含む食物

・大豆
・大豆加工品
・海藻類（ひじき、わかめ）
・いわし、かつお
・ごま
・ほうれんそう　ほか

清水俊彦（しみず・としひこ）

脳神経外科医。医学博士。1958年生まれ、京都府出身。日本医科大学医学部卒業、東京女子医科大学大学院博士課程卒業。現在、東京女子医科大学をはじめとする複数のクリニックで頭痛外来を担当し、一日に200から300人（月間6000人）の患者を診る頭痛治療の第一人者。TV・新聞・雑誌等で精力的に頭痛の啓発を行っている他、慢性頭痛に悩む患者さんとその家族の会である「全国慢性頭痛友の会」の顧問や日本頭痛学会監事を務める。著書に、『頭痛外来へようこそ』（保健同人社）、『おとなの頭痛を治す本』（角川学芸出版）、『最新 頭痛 耳鳴り めまい 難聴を治す本』（主婦の友社）など多数ある。

装丁　林亜衣（林工芸）
イラスト　ノダマキコ
写真　小堀篤信（P.220）

頭痛女子《ずつうじょし》のトリセツ

2010年6月24日　第1刷発行

著者　清水俊彦
発行者　石﨑孟
発行所　株式会社マガジンハウス
〒104-8003 東京都中央区銀座 3-13-10
受注センター　☎049-275-1811
書籍編集部　☎03-3545-7030
印刷・製本　株式会社リーブルテック

ISBN978-4-8387-2116-0　C0095